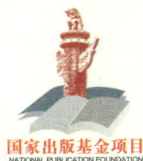

国家出版基金项目
NATIONAL PUBLICATION FOUNDATION

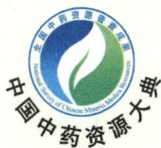

中国中药资源大典
——中药材系列

中药材生产加工适宜技术丛书
中药材产业扶贫计划

前胡生产加工适宜技术

总 主 编　黄璐琦

主　　编　张春椿　李石清

副 主 编　张水利　吴晓俊

中国医药科技出版社

内 容 提 要

《中药材生产加工适宜技术丛书》以全国第四次中药资源普查工作为抓手，系统整理我国中药材栽培加工的传统及特色技术，旨在科学指导、普及中药材种植及产地加工，规范中药材种植产业。本书为前胡生产加工适宜技术，包括：概述、前胡药用资源、前胡栽培技术、前胡特色适宜技术、前胡药材质量评价、前胡现代研究与应用等内容。本书适合中药种植户及中药材生产加工企业参考使用。

图书在版编目（CIP）数据

前胡生产加工适宜技术 / 张春椿，李石清主编 . — 北京：中国医药科技出版社，2017.11

（中国中药资源大典 . 中药材系列 . 中药材生产加工适宜技术丛书）

ISBN 978-7-5067-9504-3

Ⅰ . ①前… Ⅱ . ①张… ②李… Ⅲ . ①前胡—中药加工 Ⅳ . ① R282.71

中国版本图书馆 CIP 数据核字（2017）第 195696 号

美术编辑　陈君杞

版式设计　锋尚设计

出版　中国医药科技出版社

地址　北京市海淀区文慧园北路甲 22 号

邮编　100082

电话　发行：010-62227427　邮购：010-62236938

网址　www.cmstp.com

规格　710×1000mm　$^1/_{16}$

印张　6$^1/_4$

字数　56 千字

版次　2017 年 11 月第 1 版

印次　2017 年 11 月第 1 次印刷

印刷　北京盛通印刷股份有限公司

经销　全国各地新华书店

书号　ISBN 978-7-5067-9504-3

定价　18.00 元

中药材生产加工适宜技术丛书
—— 编委会 ——

序

我国是最早开始药用植物人工栽培的国家，中药材使用栽培历史悠久。目前，中药材生产技术较为成熟的品种有200余种。我国劳动人民在长期实践中积累了丰富的中药种植管理经验，形成了一系列实用、有特色的栽培加工方法。这些源于民间、简单实用的中药材生产加工适宜技术，被药农广泛接受。这些技术多为实践中的有效经验，经过长期实践，兼具经济性和可操作性，也带有鲜明的地方特色，是中药资源发展的宝贵财富和有力支撑。

基层中药材生产加工适宜技术也存在技术水平、操作规范、生产效果参差不齐问题，研究基础也较薄弱；受限于信息渠道相对闭塞，技术交流和推广不广泛，效率和效益也不很高。这些问题导致许多中药材生产加工技术只在较小范围内使用，不利于价值发挥，也不利于技术提升。因此，中药材生产加工适宜技术的收集、汇总工作显得更加重要，并且需要搭建沟通、传播平台，引入科研力量，结合现代科学技术手段，开展适宜技术研究论证与开发升级，在此基础上进行推广，使其优势技术得到充分的发挥与应用。

《中药材生产加工适宜技术》系列丛书正是在这样的背景下组织编撰的。该书以我院中药资源中心专家为主体，他们以中药资源动态监测信息和技术服务体系的工作为基础，编写整理了百余种常用大宗中药材的生产加工适宜技术。全书从中药材的种植、采收、加工等方面进行介绍，指导中药材生产，旨在促进中药资源的可持续发展，提高中药资源利用效率，保护生物多样性和生态环境，推进生态文明建设。

丛书的出版有利于促进中药种植技术的提升，对改善中药材的生产方式，促进中药资源产业发展，促进中药材规范化种植，提升中药材质量具有指导意义。本书适合中药栽培专业学生及基层药农阅读，也希望编写组广泛听取吸纳药农宝贵经验，不断丰富技术内容。

书将付梓，先睹为悦，谨以上言，以斯充序。

中国中医科学院　院长

中 国 工 程 院 院 士

丁酉秋于东直门

总 前 言

中药材是中医药事业传承和发展的物质基础，是关系国计民生的战略性资源。中药材保护和发展得到了党中央、国务院的高度重视，一系列促进中药材发展的法律规划的颁布，如《中华人民共和国中医药法》的颁布，为野生资源保护和中药材规范化种植养殖提供了法律依据；《中医药发展战略规划纲要（2016—2030年）》提出推进"中药材规范化种植养殖"战略布局；《中药材保护和发展规划（2015—2020年）》对我国中药材资源保护和中药材产业发展进行了全面部署。

中药材生产和加工是中药产业发展的"第一关"，对保证中药供给和质量安全起着最为关键的作用。影响中药材质量的问题也最为复杂，存在种源、环境因子、种植技术、加工工艺等多个环节影响，是我国中医药管理的重点和难点。多数中药材规模化种植历史不超过30年，所积累的生产经验和研究资料严重不足。中药材科学种植还需要大量的研究和长期的实践。

中药材质量上存在特殊性，不能单纯考虑产量问题，不能简单复制农业经验。中药材生产必须强调道地药材，需要优良的品种遗传，特定的生态环境条件和适宜的栽培加工技术。为了推动中药材生产现代化，我与我的团队承担了农业部现代农业产业技术体系"中药材产业技术体系"建设任务。结合国家中医药管理局建立的全国中药资源动态监测体系，致力于收集、整理中药材生产加工适宜技术。这些适宜技术限于信息沟通渠道闭塞，并未能得到很好的推广和应用。

本丛书在第四次全国中药资源普查试点工作的基础下，历时三年，从药用资源分布、栽培技术、特色适宜技术、药材质量、现代应用与研究五个方面系统收集、整理了近百个品种全国范围内二十年来的生产加工适宜技术。这些适宜技术多源于基层，简单实用、被老百姓广泛接受，且经过长期实践、能够充分利用土地或其他资源。一些适宜技术尤其适用于经济欠发达的偏远地区和生态脆弱区的中药材栽培，这些地方农民收入来源较少，适宜技术推广有助于该地区实现精准扶贫。一些适宜技术提供了中药材生产的机械化解决方案，或者解决珍稀濒危资源繁育问题，为中药资源绿色可持续发展提供技术支持。

本套丛书以品种分册，参与编写的作者均为第四次全国中药资源普查中各省中药原料质量监测和技术服务中心的主任或一线专家、具有丰富种植经验的中药农业专家。在编写过程中，专家们查阅大量文献资料结合普查及自身经验，几经会议讨论，数易其稿。书稿完成后，我们又组织药用植物专家、农学家对书中所涉及植物分类检索表、农业病虫害及用药等内容进行审核确定，最终形成《中药材生产加工适宜技术》系列丛书。

在此，感谢各承担单位和审稿专家严谨、认真的工作，使得本套丛书最终付梓。希望本套丛书的出版，能对正在进行中药农业生产的地区及从业人员，有一些切实的参考价值；对规范和建立统一的中药材种植、采收、加工及检验的质量标准有一点实际的推动。

2017年11月24日

前　言

　　为响应我国对于中药材资源保护和中药材产业发展的战略要求，结合编者自身工作经验与对相关资料的整理编写《前胡生产加工适宜技术》。以期阐述前胡药材的生产加工并提供技术指导。同时，可供有关中药材生产经营和中药资源开发利用，以及其他从事经济植物研究和生产的专业技术人员参考。

　　本书参考了以往的相关著作，收集了国内外前胡药材生产和科研的成果，特别是总结了近年我国实施第四次全国中药资源普查计划以来的最新成果。同时，参考了大量近年来国内外有关前胡的专业文献资料，力求达到当今国内先进水平。在此，对有关作者和出版单位表示衷心的感谢！同时，也感谢浙江省森林资源监测中心陈征海、张芬耀，以及浙江中医药大学倪孔正、滕飞、刘铸铧等在书籍照片方面给予的帮助。

　　由于编写者水平有限，时间仓促，缺点和错误在所难免，希望广大读者提出宝贵的意见，以便今后修订。

编者

2017年4月

目　录

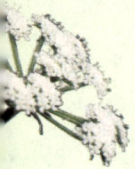

第1章

概　述

据《中国药典》2015年版记载，本品为伞形科植物白花前胡*Peucedanum praeruptorum* Dunn的干燥根；具有降气化痰，散风清热的功效。用于风热咳嗽痰多，痰热喘满，咯痰黄稠等症。前胡始载于南北朝时期梁朝陶弘景所著《名医别录》一书，列为中品，记其"味苦，微寒，无毒。主治痰满、胸胁中痞、心腹结气、风头痛。去痰实，下气，治伤寒寒热，推陈致新，明目益精"。本书主要从药用资源、栽培技术及药材质量等方面阐述前胡药材的生产加工适宜技术。

"前胡药用资源"，结合《中国植物志》对白花前胡植物进行形态学描述，并在植物的生物学特性的基础上，详细讲述前胡生长周期及各个阶段的特点，为栽培技术内容提供植物学相关理论依据。另通过介绍白花前胡植物地理分布、产区分布变迁，为后期开展前胡合理引种栽培提供了科学依据。

"前胡栽培技术"，通过种苗繁育、栽培技术、采收加工等方面，具体阐述前胡栽培生产过程中的具体细节，并附有相关技术指导，为合理栽培前胡药材提供理论依据。

"前胡特色适宜技术"，在栽培技术的基础上，列举适宜的套种技术，以成功示范的栽培模式为例。分别从桑园套种前胡技术、前胡玉米药粮套种技术，讲述具体操作步骤及注意点，为多渠道的开发前胡栽培提供研究依据。

"前胡药材质量"，从药材的本草考证及道地沿革、药典标准、质量评价三方面，从药材的角度为广大药农及科研工作者介绍前胡药材的质量要求。

"前胡现代研究与应用"，分别讲述前胡的化学成分、药理作用、市场分析等现代研究，为指导现代更好地进行新药研发等科学研究提供基础。

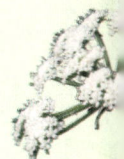

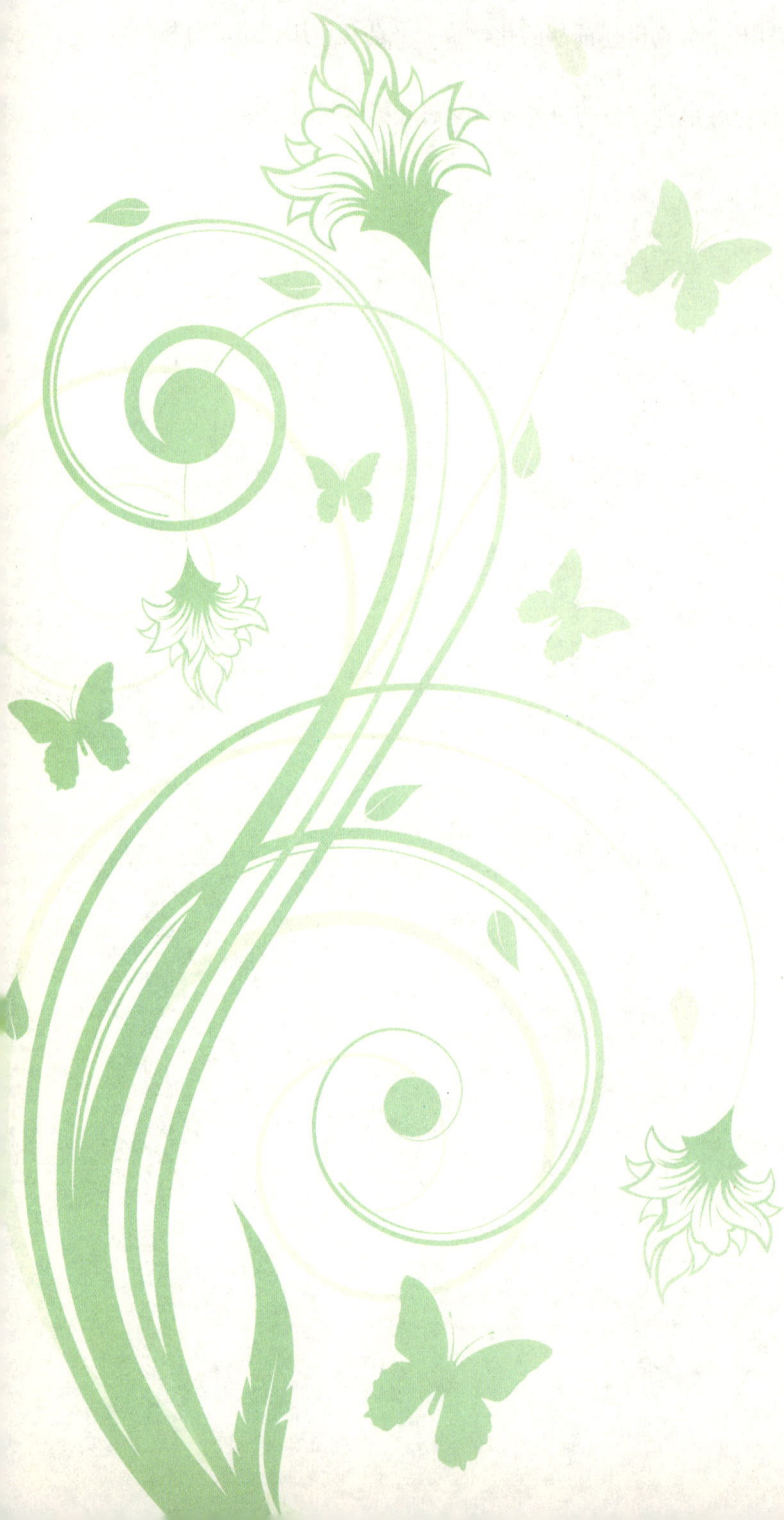

第2章

前胡药用资源

一、形态特征及分类检索

前胡为伞形科植物白花前胡*Peucedanum praeruptorum* Dunn的干燥根茎。

1. 植物形态特征

野生白花前胡为多年生草本，高0.6～1m（图2-1）。根茎粗壮，径1～1.5cm，灰褐色，存留多数越年枯鞘纤维；根圆锥形，末端细瘦，常分叉。茎圆柱形，下部无毛，上部分枝多有短毛，髓部充实。基生叶具长柄，叶柄长5～15cm，基部有卵状披针形叶鞘；叶片轮廓宽卵形或三角状卵形，三出式2～3回分裂，第一回羽片具柄，柄长3.5～6cm，末回裂片菱状倒卵形，先端渐尖，基部楔形至截形，无柄或具短柄，边缘具不整齐的3～4粗或圆锯齿，有时下部锯齿呈浅裂或深裂状，长1.5～6cm，宽1.2～4cm，下表面叶脉明显突起，两面无毛，或有时在下表面叶脉上以及边缘有稀疏短毛；茎下部叶具短柄，叶片形状与茎生叶相似；茎上部叶无柄，叶鞘稍宽，边缘膜质，叶片三出分裂，裂片狭窄，基部楔形，中间一枚基部下延（图2-2）。复伞形花序多数，顶生或侧生，伞形花序直径3.5～9cm；花序梗上端多短毛；总苞片无或1至数片，线形；伞辐6～15，不等长，长

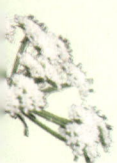

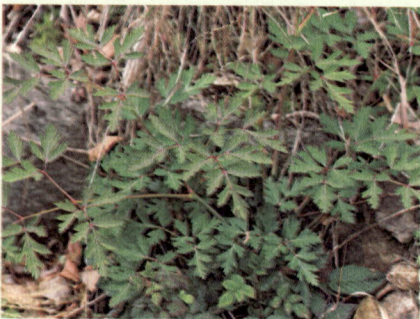

图2-1 白花前胡植株

0.5～4.5cm，内侧有短毛；小总苞片
8～12，卵状披针形，在同一小伞形
花序上，宽度和大小常有差异，比
花柄长，与果柄近等长，有短糙毛；
小伞形花序有花15～20；花瓣卵形，
小舌片内曲，白色；萼齿不显著；
花柱短，弯曲，花柱基圆锥形。果
实卵圆形，背部扁压，长约4mm，
宽3mm，棕色，有稀疏短毛，背棱
线形稍突起，侧棱呈翅状，比果体

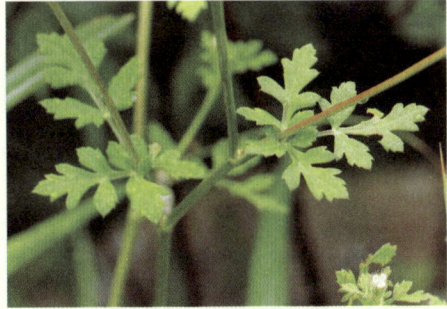

图2-2　白花前胡局部特征

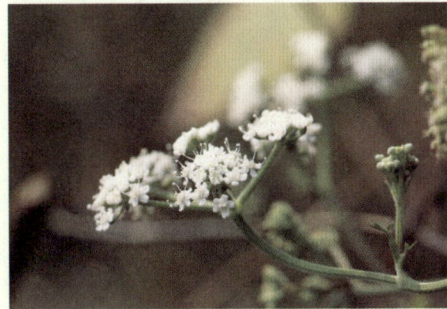

图2-3　白花前胡开花

窄，稍厚；棱槽内油管3～5，合生面油管6～10；胚乳腹面平直。花期8～9月，
果期10～11月（图2-3）。

2. 分类检索表

前胡属植物通常为多年生直立草本。根细长或稍粗，呈圆柱形或圆锥形，
根颈部短粗，常存留有枯萎叶鞘纤维和环状叶痕（图2- 4）。茎圆柱形，有细
纵条纹，上部有叉状分枝。叶有柄，基部有叶鞘，茎生叶鞘稍膨大。复伞形
花序顶生或侧生，伞辐多数或少数，圆柱形或有时呈四棱形；总苞片多数或
缺，小总苞片多数，稀少数或缺；花瓣圆形至倒卵形，顶端微凹，有内折的小

舌片，通常白色，少为粉红色和深紫色；萼齿短或不明显；花柱基短圆锥形，花柱短或长。果实椭圆形、长圆形或近圆形，背部扁压，光滑或有毛，中棱和背棱丝线形稍突起，侧棱扩展成较厚的窄翅，合生面紧紧契合，不易分离；棱槽内油管1至数个，合生面油管2至多数；胚乳腹面平直或稍凹入。其中白花前胡的根入药。

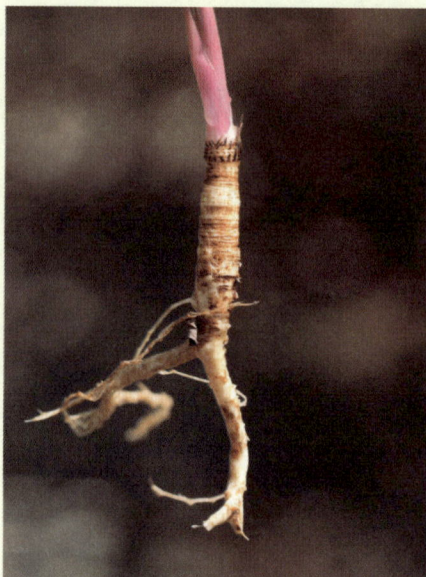

图2-4　白花前胡根

前胡基原植物及其近缘植物分类检索表

1 茎粗壮，呈空管状。

　2 茎直立；分生果较大，长8mm，宽6mm，棱槽内油管1，合生面油管2，油管粗 ………………… **芷叶前胡 *Peucedanum angelicoides* Wolff ex Kretschm.**

　2 茎半直立，曲折，常呈蜿蜒状，多分枝；分生果较小，长4～6mm，宽2.5～4mm，棱槽内油管3～5，合生面油管6～10，油管较小 …………………

　…………………………… **滨海前胡 *Peucedanum japonicum* Thunb.**

1 茎粗或细，髓部充实。

　3 叶末回裂片狭线形，长0.7～2.8cm，宽0.5mm ……………………………………

　　　　　　………………………… 草原前胡 *Peucedanum stepposum* **Huang**

　3 叶末回裂片形状各式，较宽，长1cm以上，宽4 mm以上。

　　4 叶片三至四回羽状分裂，叶柄长 (6) 15～33cm。

　　　5 小总苞片8～12，卵状披针形…………………………………………………

　　　　　………………… 武隆前胡 *Peucedanum wulongense* **Shan et Sheh**

　　　5 小总苞片2～4，线形 … 竹节前胡 *Peucedanum dielsianum* **Fedde ex Wolff**

　　4 叶片一至二回三出式分裂或二至三回羽状分裂；叶柄长3～12 (～20)cm。

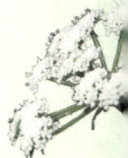

　　　6 小总苞片6～8；果实较大，长5～7mm，宽3～5mm，棱槽内油管1～2，合生

　　　　面油管2～6，油管粗大。

　　　　7 总苞片线状披针形，不分裂 …………………………………………………

　　　　　………………… 南岭前胡 *Peucedanum longshengense* **Shan et Sheh**

　　　　7 总苞片一回羽状分裂 …松潘前胡 *Peucedanum songpanense* **Shan et Pu**

　　　6 小总苞片8～12；果实较小，长3～4mm，宽2～3mm，棱槽内油管3～5，合生

　　　　面油管6～10，油管较小。

　　　　8 叶片轮廓为长卵形，末回裂片较狭窄，线形、倒披针形或倒卵形，长

　　　　　1～2.5cm，宽0.5～1.5cm…… 长前胡 *Peucedanum turgeniifolium* **Wolff**

8 叶片轮廓为三角状卵形或广三角形，末回裂片通常较大，菱状倒卵形或卵形至

长卵形，长1.5~7cm，宽1.2~5cm。

9 叶裂片边缘具锐锯齿，齿端常呈尖刺状；小总苞片卵状披针形，先端呈尾尖

状，有时3裂，比花柄和果柄长得多 ⋯ 台湾前胡 *Peucedanum formosanum* Hayata

9 叶裂片边缘具粗锯齿或圆锯齿；小总苞片卵状披针形，先端不呈尾尖状或3

裂，比花柄稍长，与果柄近等长 ⋯⋯ 前胡 *Peucedanum praeruptorum* Dunn

二、生物学特性

（一）生长发育规律

白花前胡为多年生宿根植物，开花后整个植株枯死，繁殖方式以种子繁殖

为主。植株生长可分为营养生长期和生殖生长期。通常将营养生长阶段的前胡

称为"母前胡"，将生殖生长阶段的前胡称为"公前胡"。一般野生状态下的前

胡可生长多年以后才抽薹开花，而在栽培情况下，人工培育使其个体发育时间

大大缩短，杂草治理得当，肥料充足，一般在第二年抽薹开花，少部分甚至第

一年就开始抽薹开花。

1. 生长周期

白花前胡的生长周期为2年，第1年进行营养生长，第2年进行生殖生长。

进入生殖生长后，根部开始木质化。栽培白花前胡以根入药，因此，作为药材

生产的白花前胡最好当年收。

其营养生长周期从播种当年4月中旬（气温达10℃以上）开始，到11月底（气温降到12℃以下）结束。白花前胡的营养器官包括地上及地下部分的生长主要集中在9月以前，之后植株高度、根的大小等基本不再增长，但根重增长迅速，此阶段根重增加达5.6倍左右。因此，9～12月为产量形成的关键时期。其生长周期长达220天左右，大致可分为以下4个阶段。

（1）幼苗期　为4月中旬至5月中旬。

从种子萌发白色嫩芽到幼苗全部出齐，并具有2片真叶。

此阶段苗子较为弱小，生长缓慢，应及时除草、间苗，确保植株的正常生长。

（2）盛叶期　为5月中旬至7月上旬。

幼苗期的2片真叶逐步退化，真叶之间抽出1～2片基生裂叶，基生裂叶逐渐长大，转入叶片旺盛生长阶段。7月上旬地下根长约3cm，直径0.5cm，植株高达20cm。

此阶段地上部分及地下部分都生长迅速，至7月中旬地上部分基本达到最大值，不再长高长大，而地下部分的生长开始。此阶段应注意及时施肥，保证植株生长所需。

（3）根茎膨大期　为7月中旬至10月上旬。

种子繁殖的白花前胡当年几乎不开花，但根茎随着叶片的生长和光合作用

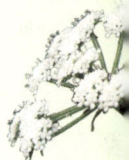

的不断增长并储藏营养，到10月上旬前胡的地下根能长到20～30cm，根茎芦头处直径达2～4cm。

春天小苗移栽品和多年生前胡植株，6月底就有部分抽薹孕蕾，随后便逐渐开花结籽，根部木质化，不能药用；10月上旬没有开花结籽的植株根茎直径能长到4～5cm。

（4）成熟收获期　为10月中旬至11月下旬。

从植株主杆顶端先熟，依次下枝、侧枝，果实由青色转为紫黑色并陆续掉落后植株生长停止，叶子从下部向上逐渐枯黄，即可收获。

　　2. 根的生长发育

白花前胡植物的根，5月到9、10月生长迅速，长度从3cm增长到18cm，直径从0.4cm增长到2.1cm。9、10月后变化不大，根长、根粗的变化规律基本一致。白花前胡根的重量从9月到12月逐渐增加，即单株均重从1.83g增长到11.91g，增长达5.5倍；而随着气温的降低，12月到第二年2月变化不明显。此阶段根的大小增加不明显，但重量迅速增加。12月底的重量平均是9月重量的7.5倍左右。因此，该阶段是白花前胡产量形成的关键时间。

相关研究表明，从9月到12月各月间白花前胡根重变化显著，而从12月到第二年2月差异不显著，即12月份后产量基本不再变化。白花前胡的根当年肉质，第二年开始抽薹时髓部逐渐木质化，易与皮层分离。

随着生长年限的延长，前胡药材表面颜色加深，根基部纤维状叶鞘残基及环纹明显增多；"扫帚把"越发明显，直径增大，质地变硬、横切面纤维密集；待到开花结果后，组织全面木质化，前胡的药材质量发生改变。因此，为保证药用白花前胡质量，白花前胡最好当年收获。详见第五章药材学介绍，具体不做赘述。

3. 茎的生长发育

白花前胡当年播种出苗后，茎并不向上生长，要到播种后第二年，植株开始返青，3月中旬才开始抽薹，这时可明显看到茎的生长。在生长过程中，先后长出茎生叶和分枝，并形成节和节间。从4月开始至7月，茎的生长很快，平均每月增长50cm，5月到6月增长最快，每月增长62cm。8月至9月生长减缓直至停止；3月至5月节间距生长较快，从下向上节间距逐渐加大，地表第一、第二节间距平均每月增长2.5～3cm，平均长度达8.5～12.5cm。发育完全的植株具侧枝11～18支。茎圆柱形，下部无毛，上部分枝有短毛，茎髓部不中空。

4. 叶的生长发育

白花前胡植株首先展开的是2片长椭圆形子叶。随着幼苗的生长，陆续长出三出式羽状分裂的基生叶。从种子出苗到盛叶期，一般生长4～8片叶。3月5日播种后，4月1日开始萌发子叶，在4月15日长出第1片真叶，4月15日至22日7天出第2片真叶，5月8日以后出叶较多，可达3～5片，以后每月约出2片真叶；

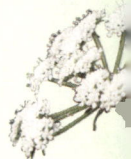

同时植株基部老叶片开始枯萎，9月叶片达4~8片，此时叶片大部分成熟。成熟叶片叶柄长20~30cm，叶片长15~30cm，宽30~49cm，冠幅40~60cm。基生叶宽度大于叶长。第二年2月底返青后，植株嫩黄色的叶芽逐渐转变为绿色，并重新萌发新叶，3月抽薹开始长出茎生叶。

5. 花的生长发育

（1）孕蕾期　白花前胡第2年6月上旬开始现蕾，进入花期。孕蕾部位从主茎顶部开始，到较大侧枝顶部。孕蕾期能见到聚集在一起的复伞形花（蕾）序，多见白色绒毛，少见总苞；总花梗长1.3~3.5cm，平均2.24cm；花蕾直径约0.5~1.2cm，平均0.66cm。从孕蕾初期到开花初期约需45天左右，即7月底8月初进入初花期。

（2）花期　复伞形花序顶生或侧生，总花梗平均长6.8cm，上端多短毛，花序平均直径6.5cm左右，总苞片无或1至多枚，线形；平均伞辐数11，长1.5~3cm不等，内侧有短毛；小总苞多数，卵状披针形；萼齿不明显；花瓣5，白色，广卵形至圆形；雄蕊5，花丝向内弯曲；花柱短，弯曲。花期长约2个月，一般于9月底进入初果

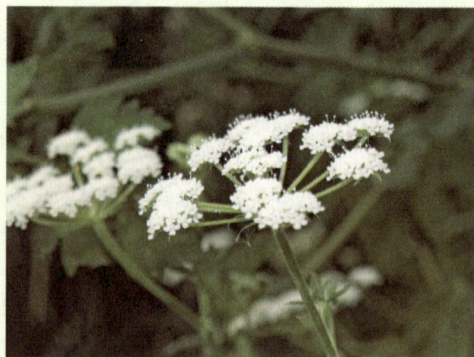

图2-5　白花前胡花

期，见图2-5。

当一朵花花瓣绽开后，内卷花丝逐渐伸开，花药裂开，散布花粉。此时，花柱极短，经过3天左右快速生长，很快突出花盘，呈羊角状展开，花柱伸出后，花丝开始脱落，紧随其后花瓣开始脱落。一朵花平均花期5天左右。开花顺序一般先主茎后侧枝，先顶端后下端。每级花序之间相隔约6天。在同一花序中一般外周花先开，中心稍晚。

①开花习性：白花前胡花序属无限花序，是一种边开花边形成新花的花序。在开花期，花序的花轴继续向上生长，伸长，不断产生苞片，并在其叶腋内形成花芽。

②开花顺序：就整个植株而言，开花顺序是从上到下，即顶端花序先开，顶花序开花顺序为从下向上，花轴基部的花最先开放，然后向顶端依次开放。小伞形花序花从边缘向中央依次开放。顶花序开完后，侧枝开始开花，其开花顺序与顶花序相同。

全株开花所需时间为40天左右。

6. 果实的生长发育

前胡植物从展开花蕾到种子成熟需要3～4个月。边开花边结实。

其生长习性与开花习性相似。即顶花序先结实，顶花序结实顺序为从下到上，花轴基部的花最先结果，然后向顶端依次开始结果。小伞形花序从外向内

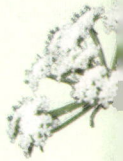

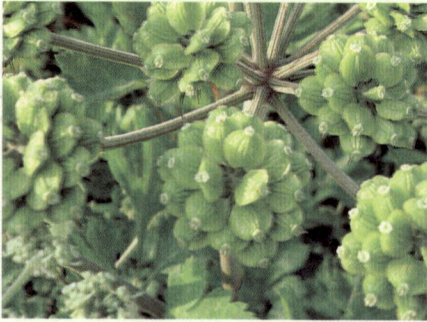

图2-6　白花前胡果实

依次结果。顶花序结实完后，侧枝开始结实，其结实顺序与顶花序相同，见图2-6。

全株结实所需时间为30天左右。

7. 种子的生长发育

种子成熟与开花结实顺序相同，植株主杆顶端花序和分枝先端花序先熟，后依次到主杆下部和各级分枝基部花序。

10月中下旬至11月中下旬，种子由青逐渐转变为黄褐色和深褐色，逐渐成熟，11月下旬至12月植株停止生长，种子开始谢落，叶从下部开始向上逐渐枯萎。因此，种子采收期以10月中下旬至11月中下旬为宜。

经观察，每公顷白花前胡可收种子600kg左右。

种子繁育为白花前胡繁育的主要途径，做好育种工作较为重要。白花前胡栽培分布地域广，气候差异大，种子成熟和采收的时间不同，导致其种子质量差异较大，种子的储藏及繁育显得尤为重要，此处不做陈述，详见第三章"种苗繁育"。

8. 无性生殖习性

在研究中发现，白花前胡主根呈垂直向下生长，侧根则倾斜向下生长。当主根或侧根生长过程中由于各种原因暴露于土表或受伤时，易出现"根蘖苗"现象。白花前胡的根蘖苗出苗情况大致可以分为以下3种类型。

（1）根蘖类型Ⅰ　由根部潜伏芽恢复分生能力后，产生横走且相当于根茎的连接体，在连接体顶端的细胞分化出完整的根蘖苗，此种根蘖苗有自己独立的根系和茎叶系统，连接体能很快与母体断开。

（2）根蘖类型Ⅱ　根蘖苗由水平横走的地下根上发出。根部潜伏芽恢复分生能力后，形成的芽垂直向上生长，出土后形成地上茎叶系统。根蘖苗与母体的连接体虽也是地下根茎结构，但无自己独立的根系，养分不能自给，需要母体供应，此种连接体一时无法与母体切断。

（3）根蘖类型Ⅲ　根蘖苗一般发生在垂直生长的白花前胡主根上，与第二种相似，但无明显的根茎状连接体。

（二）生态适应性

野生前胡喜冷凉湿润的气候，耐旱、耐寒、怕涝，适应性较强，在山地及平原均可生长。多生长于海拔100～1500m的山区向阳山坡、草丛、灌丛、路旁和山谷溪沟边。

栽培植物在天干旱或夏季炎热时，土中水分每感不足，需及时灌水，灌水时间宜在清晨或傍晚。在温度高且持续时间长的平坝地区以及荫蔽过度、排水不良的地方生长不良，且易烂根。

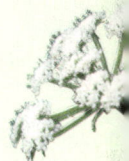

前胡禾秆较矮，但为深根植物，土壤以土层深厚、疏松、肥沃（富含腐殖质）的夹砂土或壤土为好。质地黏重的黄泥土、干燥贫瘠河砂土和低洼易涝地不宜栽种，在秋末要做好越冬防寒保温工作，确保安全越冬。

三、地理分布

1. 前胡植物的地理分布

前胡为伞形科前胡属*Peucedanum praeruptorum* Dunn植物。前胡属的分布区类型以旧世界温带分布型中的欧亚和南部非洲间断分布亚型为主，兼有中国-日本成分。前胡属植物主要分布于欧亚大陆，少数种分布在非洲南部。该属在全世界有2个分布中心：欧洲和东亚。在中国有四十余种，各地均产，主要分布在中国的西南地区，共有约21种。该属唯有白花前胡*Peucedanum praeruptorum* Dunn的根茎做前胡药用。前胡属植物在中国主要分布在四川、重庆以及云南、贵州地区和华中地区，东北和华北等地也有少量分布。

2. 产区分布及变迁

我国传统用药习惯将白花前胡药材分为两个品种，一般产于浙江、安徽的习称"宁前胡"；产于贵州、湖南、湖北、四川等地的习称"信前胡"。目前"宁前胡"主要为栽培品种，供给市场量约占全国前胡的80%左右；"信前胡"主要以野生为主，约占全国的20%左右。

我国白花前胡野生资源主要分布于安徽的皖南山区，浙江的西北部地区，湖北的鄂西南地区，贵州的黔东南地区和铜仁地区，河南的豫西南地区，湖南的湘中、湘西地区，江西东北部地区和成都等地。

现在白花前胡的栽培产区主要有安徽的宁国、歙县、黟县、绩溪、休宁县；浙江的磐安、新昌、淳安、临安；湖北的秭归、兴山、夷陵区；贵州的凤冈、施秉、黄平、毕节；河南的信阳、新县、内乡；重庆的武隆、涪陵；湖南的安化、新化、桂东；江西的广丰、婺源等地区，共8省42县。

截至2012年，我国白花前胡栽培面积达18 000亩左右，栽培资源在3000吨左右，栽培品种主要以"宁前胡"为主，栽培地以安徽宁国为最多也最为集中，其栽培面积达10 000余亩，年产前胡1000余吨，占全国市场需求量的1/3以上。此外，目前白花前胡已有一定出口的规模，全国全年使用量约4000吨左右。

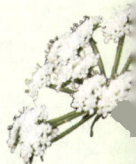

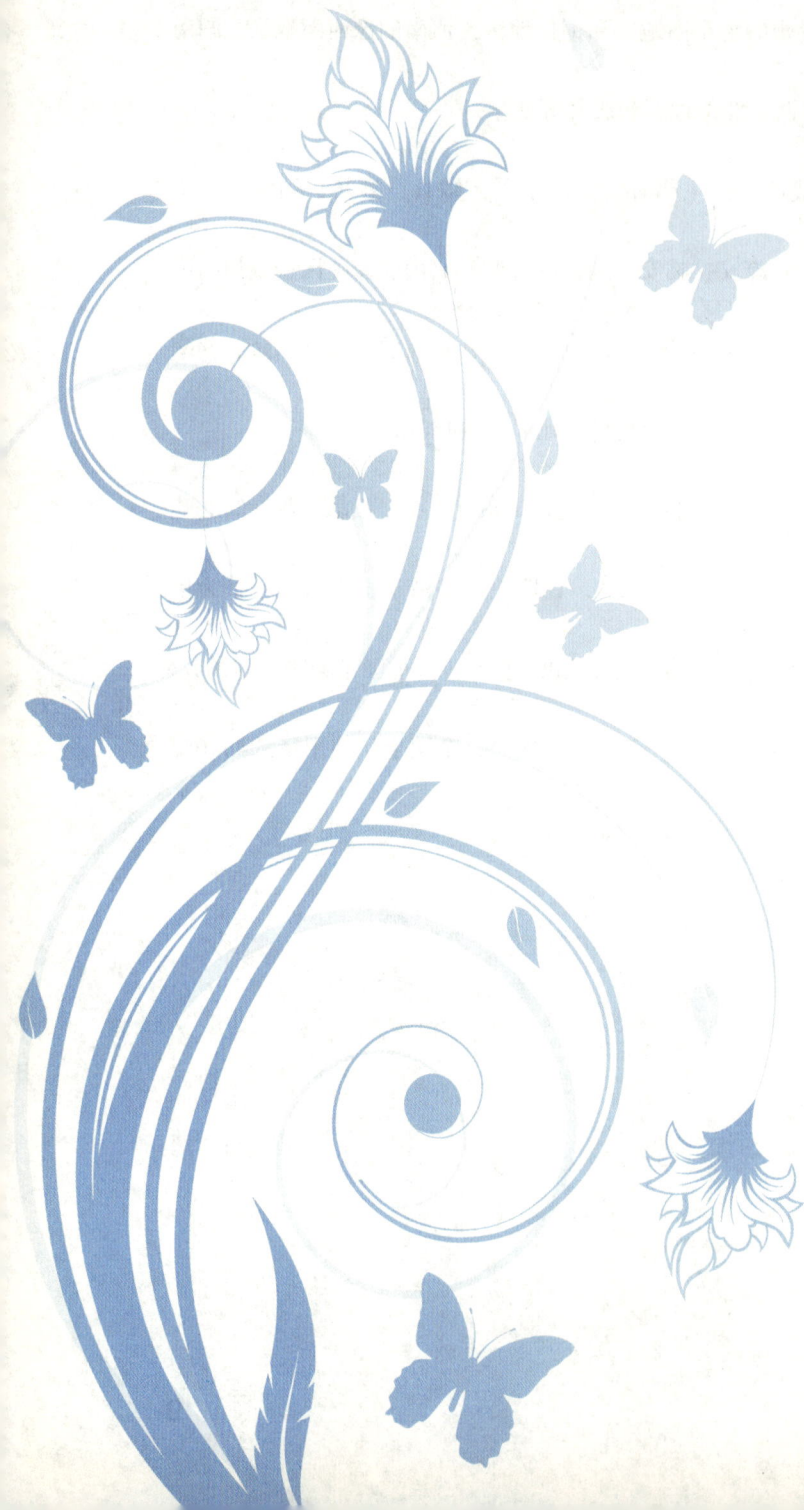

第3章

前胡栽培技术

一、种苗繁育

种苗繁育是指通过有性或无性繁殖的手段培育种苗的方法和技术。一般有性繁殖是指利用雌雄受粉相交而结成种子来繁殖后代的方法。无性繁殖通常则是通过树木营养器官的一部分和花芽、花药、雌配子体等材料进行无性繁殖。花药、花芽、雌配子体常用组织培养法离体繁殖，生根后的植物与母株的基因是完全相同的。用此法繁育的苗木称无性繁殖苗。

前胡植株结种较多，种子发芽率较高，可用种子繁殖、育苗移栽或直播等方式进行繁殖。一般前胡栽培用种子繁殖（有性繁殖）为主，也可采用根段繁殖（无性繁殖）的形式进行繁殖，以下对两种方法分别进行介绍。

（一）种子繁殖

1. 良种选育

育苗移栽要选择生长健壮、无病虫害的二年生植株为种株。8～9月开始结实。前胡种子逐渐成熟，当双悬果表面呈紫褐色时（11～12月），上山采集多年生、无病虫害、子粒饱满、金黄色的野生前胡种子；用剪刀连花梗剪下种蓬，放于室内干燥处堆积10～15天，并经常翻动，以免堆积发热；然后搓下果实，过筛、风净、除去杂质，晾干用布袋贮存放阴凉处保管备用。摘下后的果实不可曝晒，否则影响种子的发芽率。白花前胡种子见图3-1。

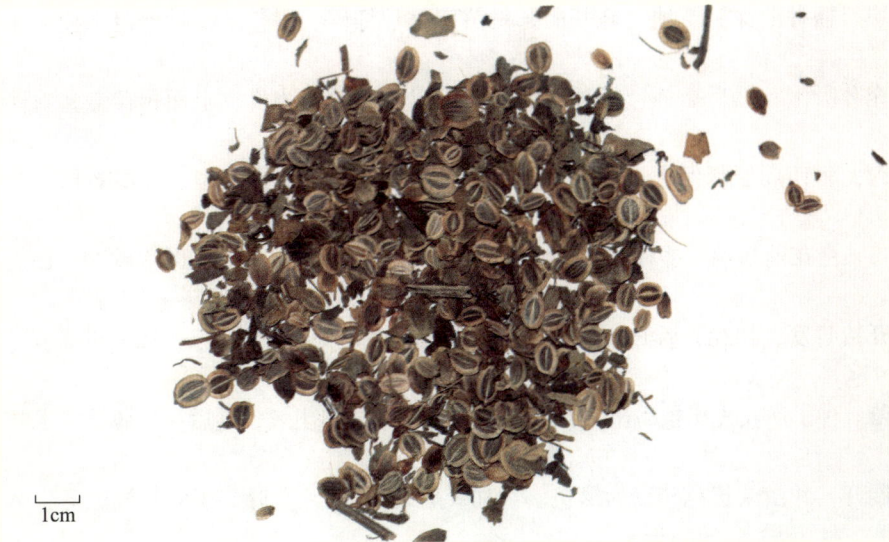

1cm

图3-1　白花前胡种子

常温贮藏的种子越夏后会全部丧失活力。当年未播种完的种子，可置于5℃、10℃的低温阴凉干燥处贮藏（2年内生活力基本不变）并时常翻动，以备第二年使用。种子贮藏的有效时间应不超过2年。

种子若通过直播繁殖，则缺苗较多，根系发育不大，一般当年不能入药；采用冷床育苗移栽的方法，能使根系发育良好，当年就可采收入药。

有研究表明，通过将种子进行冷藏存放可明显延长白花前胡的贮藏期，同时，经过长时间冷藏存放，且采用200mg/L赤霉素溶液25℃浸种8小时左右的种子，可明显提高种子的发芽率。

2. 播种

育苗播种期在3月下旬为宜，选择土层深厚、土质肥沃、排水良好的田块。播种前深翻土地，施基肥，将苗床整理细碎、平整，播种前浇水使土壤充分吸水，然后撒播，播种后加盖细土以盖没种子为度，上面再覆盖塑料薄膜，将四周压紧保暖，或者上面再搭塑料环棚，以提高保温、保湿效果。

白花前胡种子播种后，萌发缓慢，在日平均温度15～20℃时大约20～25天开始萌发，约30天后开始陆续出苗。种子萌发时间跨度长，至5月上旬基本齐苗。种子萌发先出根后出芽，根的伸长把子叶顶出土表，随后种皮脱落。子叶展开，并由淡黄色转变为绿色。约10天后长出第1片真叶。子叶长椭圆形，全缘无齿；真叶圆形，三出式分裂，边缘有粗锯齿。

3. 注意

出苗时期，大雨和高温干旱对白花前胡的出苗影响极大。播种时必须对种子进行适宜遮盖，遮盖物以林下半腐烂的枯枝落叶和谷壳最好，可有效防止大雨和高温干旱对出苗的影响。

一般10～20天出苗，出苗后除去覆盖塑料，搭棚保温促进生长，4月份气温逐渐回升，要注意通风，防止高温烧苗，土壤干燥要喷水，要注意除草、间苗和适当施肥。

（二）根段繁殖

1. 根段选择

一般选择壮实无病虫害、中等粗的根作为种株，过粗的根段不宜选用，因为当年可能抽薹，抽薹后的根系就会空心并木质化，导致质量降低，不能入药。

将选好的根剪成3～5cm左右长的根段，并进行催芽处理，以提高出苗率。

2. 催芽

催芽的时间是在3月下旬左右，选择向阳排水良好地段，把土面铲平，把整理好的根段平铺放置于土面，再覆土3cm，然后覆盖塑料薄膜，周围压紧保温催芽，当多数根系形成新芽，即可通风降温，停止催芽。

3. 注意

根段移植时间以清明前后为宜，种植前，大田要整地施足基肥料（厩肥30～40担/亩），作高畦，畦面宽1.2m，每株行距18～24cm，将处理后的根段插播于沟内，盖土越3cm，出苗后勤除松土，土壤不宜过湿，雨天要注意排水，防止田间积水；干旱天气需勤浇水，切莫大水漫田。当年12月份苗枯时既可收获。

（三）种子种苗的检验及等级

随着前胡药材市场的需求量的增大，前胡种植面积也相应逐渐增大，各地种子在互相地频繁流通。但是由于缺乏相应的种子质量标准及检验规程，在一定程度上导致了前胡种子市场的混乱，假劣药材种子充斥市场，致使药材质量下降，而更为严重的是给用药的安全性和有效性带来隐患。

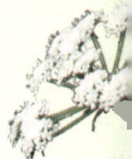

目前没有前胡种子质量分级及其检验规程相关的国家标准、行业标准和地方标准，为了保护前胡种子生产、经营和使用者的利益，避免不合格种子用于生产。以下参照相关学者所做的关于"湖北省种子质量分级标准研究"，汇总梳理该内容，作为参照标准。

1. 扦样

参照中华人民共和国国家标准《GB/3543.2-1995农作物种子检验规程》扦取初次样品。从原始样品中采用徒手减半法分取试验样品：将种子均匀地倒在一个光滑清洁的平面上，使用平边刮板将样品先纵向混合，再横向混合，重复混合4～5次，充分混匀；把样品种子分成两半，每半再对分1次，然后把其中的每一部分再减半分成8个部分，排成2行，每行4个部分，合并和保留交错部分，把其余部分拿走，将保留的部分按照上述步骤重复分样，直至分得所需的样品质量为止（至少含有2500个种子单位）。

2. 种子形态

前胡果实为双悬果，呈椭圆形或略长的椭圆形，长2.1～5.7mm，宽1.1～4.0mm，左右基本对称；表面黄褐色或灰褐色，有光泽，久置颜色变深，呈黑褐色；顶端有2个凸起的花柱基，基部有圆形果梗或果梗脱落的圆形凹窝。分果背面有5条凸起的纵向棱线，接合面的2条棱线较薄而宽，颜色较浅，呈翅状，背部的3条棱线较窄；分果腹面中央有2个灰黑色新月形的斑块，斑块内隐约有多条纵向的纹理。果皮紧，不易脱落。有特异香气。

3. 净度分析

从100g送检样品中分取10g试验样品（至少含有2500个种子单位）进行净度分析。借助放大镜、筛子、镊子等，在不损伤种子发芽力的基础上，根据种子的明显特征，在净度分析台上将试样分离成干净种子、其他植物种子和一般杂质3种成分后分别称重，计算净种子的百分率。重复3次。若分析后的各种成分质量之和与原始质量的增失差距超过原始质量5%，则必须重新进行净度分析。种子净度（%）=净种子/（净种子质量＋其他种子质量＋杂质质量）×100%。

4. 重量测定

采用千粒法测定前胡种子质量。将经过净度分析和真实性鉴定后的种子混合均匀，从中随机取2份试样，每份1000粒，用分析天平称重。2份试样质量的差数与平均数之比应不超过5%。2份试样质量的平均值即为千粒质量。

5. 含水量测定

采用高温磨碎烘干法测定其含水量。方法参照《GB/T3543.6–1995农作物种子检验规程水分》测定。

6. 发芽率测定

从充分混匀的净种子中随机取4份，即4个重复，每重复100粒种子。以置

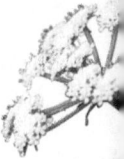

床培养后第7天为初次计数时间，第20天为末次计数时间。保持培养皿内充足水分，每日查看并记录各处理前胡种子发芽情况，计算发芽率。

初步拟定以下前胡种子质量标准（暂行），见表3-1

表3-1　前胡种子种苗质量标准（暂行）

项目	级别		
	一级	二级	三级
发芽率/%	≥60	≥50	<50
千粒质量/g	≥2.0	≥1.8	<1.8
净度/%	≥60	≥60	<85
含水量/%	≤10	≤11	>11

二、栽培技术

（一）选地整地

选择土层深厚、疏松、肥沃（富含腐殖质）、排水较好、坡度以25°以下较为合适的土地种植。山地顺势做畦，并按照适宜间隔设置隔土带，以防水土流失，山地可适当与山核桃、板栗等经济林套种；平地选择排水良好的田地，种植时可套种玉米等高秆植物，或在茶园、桑园种植，并使遮蔽度保持在30%～50%左右，以利根系生长，以便生产出根系肥大、木质化低、柔软、质量含量高的前胡。

土壤以腐殖质土、油砂土、黄砂壤土等最为合适，土壤pH 6.5～8.0较适宜。

播种前，最好是在头年冬季，将杂草除去，可选用5%草甘磷兑水进行喷雾除草；地上前作枯死物铺于地面烧毁，然后深翻土地让其越冬。次年2月份施入腐熟的猪牛粪后再翻1次土，除去杂草，耙细整平，按1.5m开厢，厢面宽1.2m，厢沟宽30cm，深15cm（稻田略深，25cm）清除厢面杂质，待播种。

（二）播种

前胡播种可分为春播和冬播。播种时间在12月上旬开始播种育苗，称冬播；第二年3月上旬至清明节期间进行播种，称春播。若前胡播种过早，气温低则容易发生烂种情况，种子不发芽或发芽率低，造成出苗不整齐。若播种过晚，则气温升高，幼苗出土后，真叶易灼伤，也易造成死亡。同时播种过晚，气温较高，前胡没有足够的营养生长期，易提早抽薹开花，提前发育，根茎不发达，本质化加重，间接降低了前胡的药材质量。

因此，前胡播种应在早春气温稳定在10℃，即每年的3月中下旬播种为宜，这样子既能保证早春不烂种，出苗整齐，又能保证有足够的营养生长时间，使前胡药材质量好，产量高。播种前1～2天将采收的前胡种子晒3～4小时。用温水浸种24～30小时，然后采用水选法取出饱满种子。播种时对种子进行消毒，

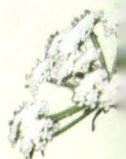

用0.5%多菌灵拌种子，多菌灵是粉剂，先用适量的水稀释，以能浸湿种子为宜，拌匀后，再加草木灰（过筛，每亩50kg以上），然后拌和均匀，再行播种，随拌随播。每亩用种量0.6～0.8kg。

•冬播：播种时间最好在11月上旬至次年1月下旬开始播种，由于前胡种子发芽缓慢（天气情况比较好的需要30天以上发芽）一般年前播种完毕。将种子均匀撒于畦面，然后用竹扫帚轻轻扫平，使种子与土壤充分结合，一般每亩播种量为3kg。

•春播：一般在每年的3月中下旬播种，采用穴播或条播均可，在畦上24cm见方开穴，穴深3cm左右。将种子拌入火土灰，均匀撒入穴内，然后盖一层土或草木灰，至不见种子为度。最后盖草保墒利于出苗整齐，发芽时揭去。一般每亩用种量为2～3kg。

前胡播种完毕后，在已培肥的地上，顺行居中铺幅宽1m的地膜，再在地膜上按原穴位置或株距挖定植穴种苗，定植穴的大小视苗木根系大小而定。由于覆盖地膜后保持和提高了土壤温度，非常有利于幼苗的成活、生长、发育，为形成优质的药材打下良好基础。据调查，立地条件相同，管理水平、苗质量一致的情况下，采用地膜覆盖的比不覆膜的出苗率更高。

前胡有点播、条播、撒播等几种播种方式。其中以点播和条播为好，撒播次之。点播和条播中耕除草比较方便，且可用锄头除草。

• 条播：按行距30cm开播种沟，沟深5cm，然后将种子撒播在沟内。

• 点播：按行距30cm、穴距20cm，穴深5cm播种。前胡种子小，芽顶土力弱，盖土不宜过深，否则会影响出苗。其次前胡发芽对光照很敏感，黑暗中几乎不发芽。播种后切忌盖子，最多只能盖一层薄薄的草木，播后盖一层薄土或火土灰或者用扫把轻轻扫一下，不见种子，以利种子与土壤充分结合。

研究表明在正常的气候条件下，白花前胡播种时是否盖种及盖种物的种类对其出苗影响不大；但在发生大雨和高温干旱时，盖种与否及盖种物的种类对白花前胡的出苗影响极大。盖种以林下半腐烂的枯枝落叶和谷壳最好，可根据当地具体情况选择使用。因此，为保证种植的成功，白花前胡播种时应尽量盖种。

（三）田间管理

1. 除草

前胡栽培管理比较容易，主要以除草为主。前胡种植选地需前期除草，播种前除草。除草的方式有化学药剂除草和人工除草。

（1）化学药剂除草 化学除草应以播种前土壤施药为主，争取一次施药便能保证整个生长期不受杂草危害。

①播种后苗前除草。前胡播种后10~20天出苗，因此，在杂草见绿、前胡尚未出苗前，前胡出苗后绝不能使用以上药剂除草，以免杀死药苗。据试验效

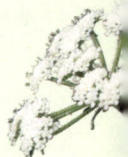

果，应在14天以内喷药。播种前土壤处理常用药剂如下。

• 48%氟乐灵乳油：氟乐灵的杀草谱较广，能有效去除1年生靠种子繁殖的禾本科、莎草科等杂草。田间有效期2～3个月。

喷药时间：于种子播种前5～10天杂草萌发出芽前，每亩地用48%氟乐灵乳油80～100ml兑水40～50kg，对表土进行均匀喷洒处理。应随喷随进行浅翻，将药液及时混入5～7cm土层中，施药后隔5～7天才可播种。

• 50%乙草胺乳油：播种前或后，但必须在杂草出土前施用。每亩用该剂70～75ml兑水40～60kg均匀喷雾土表。

②出苗后除草，必须慎重选择使用，一般以人工除草为主。

（2）人工除草　一般选择中耕除草同时进行，中耕深度根据地下部分生长情况而定。前胡萌芽出土和在生长期间，应经常松土除草，苗期中药材植株小，杂草易滋生，应勤除草，尤其是雨后初晴要及时中耕松土，保持表土不板结。中耕时，切忌伤及根部。待其植株生长茂盛后，此时不宜用锄除草，以免损伤植株，可采用人工拔草，但费时费力。入冬后对外露的"宁前胡"根部，要加强培土，防止冻伤。

①苗前及幼苗期除草：4月底至5月中旬，当幼苗长到5～6cm高时重点进行第1次人工除草，结合进行浅锄。幼苗期草荒是前胡栽培失败的主要原因。

②盛叶期除草：当苗高10cm（约5月20日左右），两片真叶中间抽出1～2片

基生裂叶，真叶随后逐步退化。当基生裂叶叶柄长1cm后前胡逐渐转入旺盛生长阶段（即6月中旬至7月上旬），重点进行第2次除草。

③中后期除草：当株高达30cm（即7月上旬后），地下根开始逐步膨大增长，为防止杂草与前胡争水争肥，于7月底8月初进行第3次除草。通过除草保持前胡植株的正常生长，促进前胡根部的旺盛生长，提高前胡产量。

2. 施肥

前胡需肥量小，前期施些猪、牛粪，以基肥为主。于播种前整地时一次施入腐熟有机肥3000kg或复合肥50kg。苗出齐后结合中耕除草施人畜粪水或尿素，

从幼苗期至7月中旬不宜追肥，追肥过早易导致大量早薹，使根部木质化而影响产量。7月底8月初结合第3次除草进行追肥，一般亩施复合肥15kg左右（可根据土壤肥力情况酌量增减）；8月底9月初视前胡长势情况进行第2次追肥，亩施复合肥5～15kg，之后可施些复合肥。施肥时注意不要伤根、伤叶。为免伤及前胡植株而导致死亡，干旱时节不宜追施固体化肥，以"前控后促"为施肥的总原则。

由于前胡植株耐旱，植物干旱严重影响药材产量，要进行适当的浇水，一般每天3～4次，重点关注8～10月。遇干旱天气有条件的可适当浇水，前胡怕涝，特别是春夏，要随时清沟排水，雨季要及时清沟排水，做到雨停田干，防

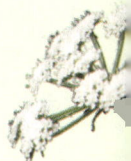

止田间积水的情况发生。

3. 折枝打顶

前胡一般都要在第二年开花结果，前胡一旦开花，植株由营养生长转为生殖生长，根部失去营养，造成木质化，俗称为"公子"，不能药用。此时为提高前胡产量，需要进行适当控制并减少开花率。折枝打顶是减少开花率，变生殖生长为营养生长，提高前胡产量的重要措施。

两年生的前胡植株于2月中下旬萌发新苗，当植株长到高20～30cm花茎形成时，结合中耕除草，除保留基生叶外，从基部折断花茎；对一年生的植株，可在6月中旬进行折枝打顶。经过折枝打顶后的前胡根部较未开花植株长得粗壮，产量大幅度提高。

相关实验研究证明"折枝打顶"具有很好的作用。经过折枝打顶后的前胡根部较未开花植株长得粗壮，产量也高。同时，为维持"宁前胡"原始野生状态，在折枝打顶时要采取仿野生管理模式，每亩按3m×3m左右的要求，保留抽薹开花的公前胡，任其开花孕蕾。种子成熟后自然脱落发芽生根，翌年便可在前胡地挖大留小地间挖，其外观性状和品质与野生前胡一样，个头和根条较野生品粗壮，符合出口规格的产品率高。

（四）病虫害防治

白花前胡栽培当年较少的发生病虫害，第二年则可能受到多种病虫害的侵袭。一般病虫害防治贯彻"预防为主，综合防治"的植保方针。前胡产量的高低、质量的好坏，存在影响很多因素，要实现安全、优质、高产的目的，关键取决于病虫害防治的水平。以农业防治为基础，科学应用化学防治技术。根据无公害前胡农药使用原则，当病虫害达到防治指标时，优先选用生物农药，其次选择化学农药，有限制性的选择高效、低毒、低残留农药适时开展防治，并切实按照农药安全间隔期使用，严格控制农药使用浓度、用量、使用次数等。

以下分病害及虫害两方面进行介绍。

1. 病害

（1）白粉病

①症状：初期为粉状不规则病斑，边缘不明显，随后病斑不断扩大，表面逐渐生出白粉斑，后期整个叶片布满白粉，最后叶片变黄枯萎死亡。

②发病：规律栽培植株田间相对湿度大，温度在24～30℃，此病较易流行。同时由于田间种植密度过大，光照不足，植株种植的通风透气性不好，或者施氮肥过多，植株则易发病。

③防治措施

• 首先，选择抗病性强的白花前胡品种。

• 种子处理：在播种前先在阳光下晒种适宜时间，以杀灭种子表皮杂菌，播种时再采取一定方法对种子进行消毒。

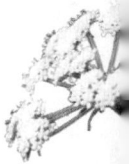

·植株生长期加强栽培及对肥水等管理，适当地增施磷、钾肥。

·加强对植株病害的预防，在未发病时用25%的多菌灵喷施。

·若生长期间发现病株，应及时拔除并集中销毁，再对该植株周围喷施25%多菌灵500倍液或15%粉锈宁1000倍液，杀除可能残留的病菌。

（2）根腐病

①症状：该病多在高温多湿季节发生，发病后植株根部组织最初呈褐色，随后根尖或幼根腐烂呈黑色水渍状，个别须根变褐、变烂，外表皮呈黑色，并逐渐向主根蔓延，后主根腐烂呈黄色，最后全根腐烂，腐烂的根产生白色菌丝及孢子。导致地上部分茎叶片变黄变软下垂，逐渐枯萎，最终整株植株死亡。

②发病规律：地势低洼、排水不良、田间易积水的田块发病严重。

③防治措施

·首先，加强对植株栽培的田间管理，精细耕整种植土地，保证种植地不积水漫根，适当的施基肥。

·在采取除草等防治措施时，如中耕除草时小心操作不要伤到植株根部。

·在发病初期，可适当喷洒药液，如用甲基托布津、多菌灵800～1000倍液灌根，每平米灌800～1000ml。出现病死植株后，立即将其拔除，并对土壤进行杀菌处理，如用1∶1∶200波尔多液或50%多菌灵可湿性粉剂1000倍液等浇根或喷施防治，防治病菌蔓延。间隔7～10天可以再防治1次。注意以上这两种药液不可混用。

• 下雨天和雨季要及时清沟排水，降低田间湿度，促使植株健壮生长。

2. 虫害

（1）蚜虫

①虫害特点：主要为桃蚜（又叫烟蚜）类，密集繁殖于植株新梢和嫩叶的叶背，吸取前胡生长的汁液，使心叶、嫩叶逐渐变厚并呈拳状卷缩，造成植株矮化，或危害幼嫩花茎，影响植株的生长发育，造成结实不充实等，最终降低前胡药材的质量及产量。

②防治方法

• 定期清洁种植区域，铲除种植田周围杂草，以减少蚜虫迁入和越冬虫源的生长。

• 发现蚜虫时可选用20%啶虫脒8000～10 000倍液，或10%吡虫啉1000倍液，每5～7天喷洒1次，连喷2～3次。

（2）刺蛾类

①虫害特点：常见的为黄刺蛾、洋辣子等。以低龄幼虫在叶背啃食叶肉生存，在叶表面形成白色圆形透明小斑；进入暴食期后，分散蚕食叶片，情况严重时可将叶片吃光，甚至咬食嫩茎、花蕾及花。每年6、7月开始发生，7～8月危害严重，9月以后逐渐减少。

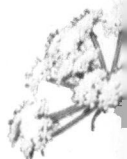

② 防治方法

· 在幼虫发生初期，因幼虫行动缓慢，可采取人工的方式进行捕杀。

· 当虫害情况较为严重时，一般可选用1.8%阿维菌素2500～3000倍液，或3%甲氨基阿维菌素苯甲酸盐乳油3000倍液，或10%氯氰菊酯1500倍液喷施叶背，每隔10天喷1次，连喷2～3次。

（3）蛴螬

①虫害特点：该类虫害为金龟子幼虫的总称，土名叫"土蚕"，一般在前胡苗期咬食植株嫩茎，并在7月中旬后咬食植株根茎基部，形成麻点或凹凸不平的空洞，使植株逐渐变黄枯萎，严重时可使植株枯死。

②防治方法

· 在未发生明显虫害时，采取适当的预防措施。如冬季深翻土地，清除杂草，消灭越冬虫卵。

· 在肥料使用方面，杜绝使用未腐熟的有机肥料，避免虫卵混入种植园地。

· 虫害产生阶段，可设置黑光灯诱杀成虫；也可利用茶色食虫虻、金龟子黑土蜂等进行有效的生物防治。

· 若此种病害较为严重，一般可施用充分腐熟的农家肥，减少成虫产卵量；蛴螬为害期50%辛硫磷可湿性粉剂1000倍液，可用50%辛硫磷乳油50～100g/亩；拌麸皮等3～5kg配成毒饵，施于沟内，诱杀幼虫；或1%甲氨基阿维菌素苯甲酸盐乳油2500倍液灌根，毒杀幼虫。

三、采收与产地加工技术

1. 采收

前胡药材的采收是指在适宜时期，人工采挖前胡植物的根的过程。

前胡药材的入药部位为其干燥根部，采收早了植株尚未完全发育，根部所含香豆素类成分不足；采收晚了植株进行繁殖生长，抽薹开花并结果，植株由营养生长转为生殖生长后，根部失去营养，造成木质化严重，不能供药用，故适时的采收是确保前胡药材根部质量及提高前胡商品价值的重要措施之一。

一般栽培的前胡药材采收期，在种植当年10月下旬霜降后至翌年2月上旬立春前采挖，以霜降后苗枯时最为适宜。

2. 采挖时期

白花前胡在野生状态下为2～4年生植物，多数于3～4年进行生殖生长，随之衰老死亡；而在栽培情况下，因为杂草得治、肥源充足，少数在第一年、多数于第二年即抽薹开花，根部随之养分耗尽、质地变硬、气味寡淡，并逐渐空心腐烂。

一般，在每年的11～12月，前胡在秋末与冬季地上部分枯萎，或春季刚出苗不久时进行采收为好，秋末收得产品质坚实。此段时期由于前胡停止生长，植株枯落，采收的前胡产量、折干率最高，药材品质最佳。

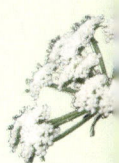

3. 采挖间隔期

采摘间隔期的长短主要受气温的影响，气温低则间隔期短，气温升高不宜采收。采摘初期一般是12月份，气温低，间隔期3～4天；采摘后期临近立春，气温渐升，植株出苗生长，为最迟采收期限。

4. 采挖方法

前胡药用部位为地下根部，容易挖断。采收时，先割去枯残茎秆，可用两齿锄进行采挖，挖取不抽薹的植株，采挖的要求为根齐芦头并去掉茎叶。

两年生地块挖大留小，若第2年抽薹，可在抽薹初期折枝打顶，则根部可继续生长并且粗壮。

另外，前胡每年收获时，可以使用二齿锄更为简便的挖取前胡。在采挖过程中，先割去枯残茎秆，然后挖出全根，根茎粗壮的作商品，细小的或挖断的细根须最好留在地里，其根茎上的潜伏芽可以在第二年萌发成新植株，而且其生长状况较种子撒播的苗株要粗壮，产量也高。待来年播种时，除在地留种自然脱落生长以外，只需播0.5～1kg种子即可。这样即减少了用种量，又提高了产量。一般鲜前胡可达到500～750kg的亩产。

采收所得前胡根除去泥土及地上部分，运回加工。

5. 采收安排及组织

前胡采收一般以每年的12月初开始采集，为了保证丰产、丰收，生产者在计划发展前胡栽培时，必须做好采收用工计划，并及时根据不同时期调整采收用工，确保药材的按时采收，保证其产量和质量，提高耕种的整体经济效益。

6. 采收注意事项

（1）前胡采收前后，若遇到雨后或早晨露水未干时，不宜马上采挖，以免在药材制干的过程中，未完全干燥，引起霉烂色变。

（2）一般在喷药安全间隔期不进行采收工作，以免在制干后药材农药残留超标，达不到安全质量标准。

（3）不能用农药容器盛装根部鲜品，以免采收的药材鲜品受农药二次污染，造成药材的农药残留超标。

7. 晒干及加工

将去除泥土及地上部分的前胡鲜品进行摊晒、除杂的过程为加工。

中药材产地加工是为除去杂质及非药用部位，保证药材的纯净度，并按《中国药典》2015年版规定进行加工或修制，使药材尽快灭活、干燥，保证药材质量，同时更有利于包装、运输和贮藏。

前胡的加工方式有自然晒干和烘房烘干两种。自然晒干指将采收得到的前胡鲜品除尽泥土、须根等杂物，集中晾晒；烘房烘干则是将除尽杂物的药材鲜品放置于一定温度的烘房内，将其烘干。

前胡在日晒过程中，应边晒边剪去须根及尾梢，如遇雨天，可用文火烘

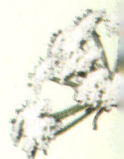

干。以此晾2～3天，至根部变软时晒干即成。药材干品应及时送交收购站点，以防因为天气或人畜破坏造成不必要损失，做到丰产丰收。

关于烘干温度，相关实验研究显示：随着温度的升高，前胡中白花前胡甲素和乙素的含量呈现下降的趋势，而E素的含量变化不大。加工温度为50℃时，甲素的含量最低；温度为60℃时，乙素的含量最低。30～40℃干燥时，前胡中3种香豆素含量之和大于3.25%，加工温度为50℃时，3种香豆素含量之和降至3.0%以下；白花前胡乙素与甲素的比值小于0.80，50℃时两者的比值上升为0.92；E素与甲素的比值小于0.40，50℃时两者的比值升为0.44。

依据《中国药典》2015年版，当温度在50℃时干燥时，虽然白花前胡甲素和白花前胡乙素的含量满足药典规定的要求，但白花前胡甲素与白花前胡乙素含量的比例发生了明显的改变。为保证药材质量，建议前胡干燥时应在50℃以下。

8. 炮制技术

根据炮制方法不同分为前胡、蜜前胡、炒前胡。

炮制后均贮干燥容器内，蜜前胡应密闭，置阴凉干燥处，防霉，防蛀。目前常用的只有前胡和蜜前胡两种。以下介绍蜜前胡的炮制及注意事项。

取炼蜜，加沸水少量将炼蜜化开，淋入前胡中，拌匀（前胡100kg，用炼蜜25kg），闷润2 ～ 4小时，置热锅内，用文火炒至表面深黄色，以不黏手为度，取出，放凉。

• 区别：性状如前胡片，表面黄褐色，略具光泽，滋润。味微甜，辛，微寒，归肺经。蜜前胡因为在炮制时加入辅料蜂蜜，则功效由降气化痰、散风清热转而侧重于润肺止咳。应用也偏向于肺燥咳嗽，咳嗽痰黄，咽喉干燥。因此，蜜制后的前胡功效发生改变，增加了润肺止咳的功效。

• 注意事项：炮制中使用的蜂蜜为"炼蜜"，为去除蜂蜜里面的杂质及多余的水分，在使用前要经过特殊炼制。炼蜜时，对于火候的要求非常严格，火不宜过大，以免溢出锅外或者焦化。炼蜜不宜过老，否则太过黏稠，不易于与药材混匀，要炼制到"挂旗"效果为佳。此外，如果炼蜜在使用时过于黏稠，可以加入适量沸水稀释，稀释时，应该严格控制加水量。若炮制时加水过多，药材饮片不容易炒干，饮片内含水量高就容易引起成品发霉。

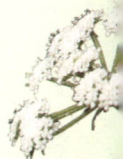

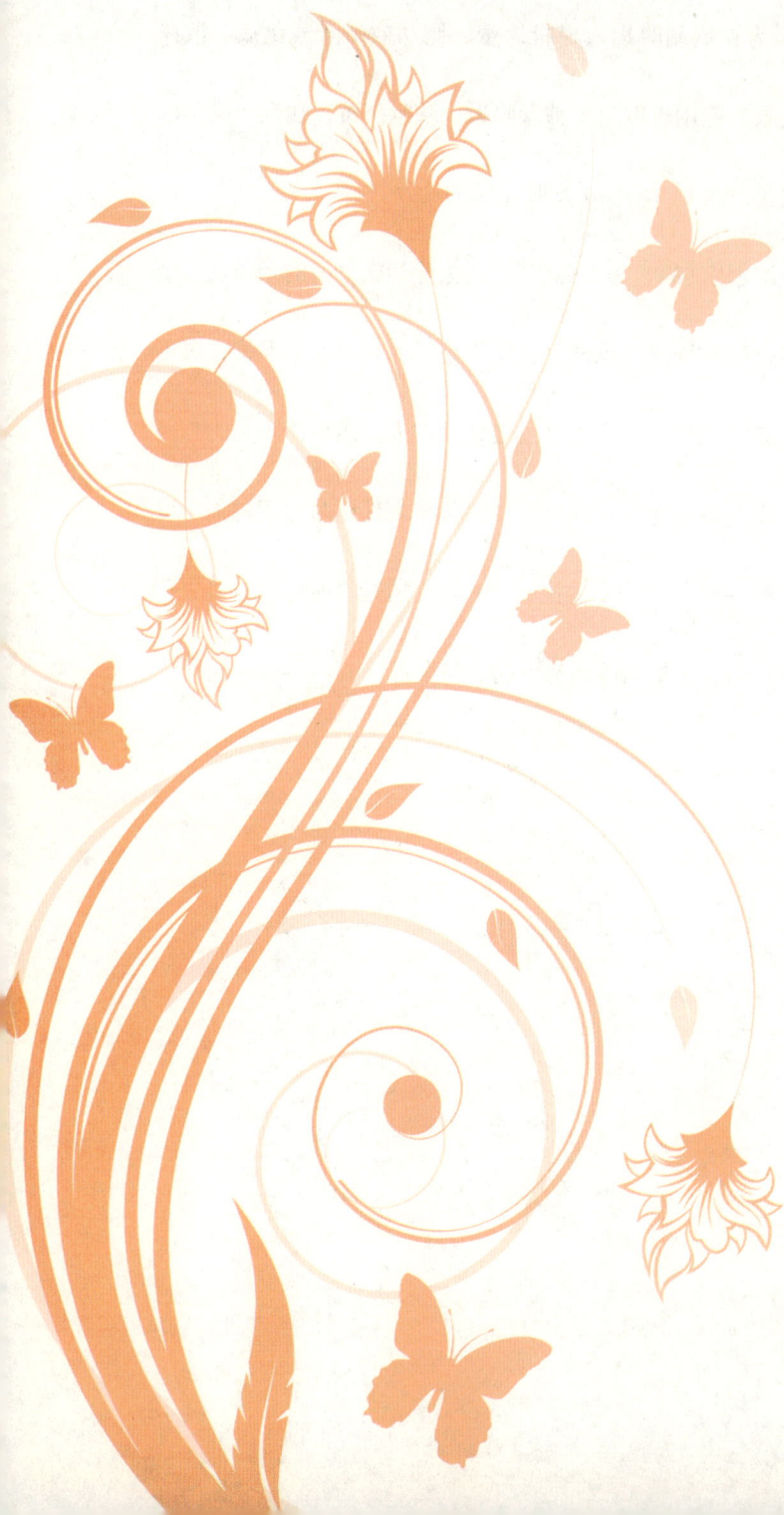

第4章

前胡特色
适宜技术

一般把几种作物在同一时期同一种植区域播种的叫间作，不同时期播种的叫套种，即在一块地上按照一定的行、株距和占地的宽窄比例种植几种植物。间作套种能够合理配置作物群体，使作物高矮成层，相间成行，有利于改善作物的通风透光条件，提高光能利用率，充分发挥边行优势的增产作用。间套后，调整了田间结构，变单作顶部平面用光为分层、分时交替用光，提高了光能利用效率。

当今野生前胡资源严重枯竭，栽培普通田地亩产量不高，药材市场需求紧缺。为缓解市场需求矛盾，越来越多对于前胡仿野生栽培模式的探索得到了进展。前胡可以选择与山核桃幼苗林、山坡桑地和板栗林等经济林下种植，与之进行套种或混种。以下介绍两种较为成熟的套种技术。

一、桑园套种前胡技术

该套种技术收集于皖南山区宁国市的桑园套种前胡技术。

1. 选择合适的套种桑园

根据前胡植物的生长习性，最好选择地面平整、排水容易、土层深厚、疏松富含腐殖质且肥沃的砂壤土或壤土桑园等适宜种植的地块进行栽培。以新植、幼龄、宽行密株和宽窄行的中高干桑园为好，尤其以3～4年内的幼龄和宽窄行的桑园最好，既有利于前胡生长，也便于套种操作。如在新植桑园中套种前胡的要适当套种玉米等高杆作物，以确保前胡生长在荫蔽度30%～50%的环境中，并且要尽量控制植株少开花，防止根部木质化，保证药材质量，提高商品率。

2. 适时束枝与施肥整地

桑树落叶后应当及时用锯剪去除桑树的死拳、枯桩、病虫害枝和细小的无效枝，并用稻草把剩余的桑枝条集中束缚起来，以便于套种前胡将开展的各项农事活动。种植前胡以施基肥为主，种植前在桑树两旁空地每亩桑园施土杂肥、猪栏粪等腐熟性有机肥3000kg作基肥并对土地进行翻耕。为不损伤桑树根系，一般在桑根周围20cm以内不宜种植前胡。桑树根周围土壤采用人工翻耕，深度10cm左右。整地前每亩桑园可再施过磷酸钙25kg及复合肥25kg，根据桑园的立地条件做成1.2～1.5m宽的畦地待播种，沟在行间便于从事农事活动。

3. 抢时早播促早苗全苗

一般筛选的白花前胡种子净度在95%以上，其出芽率在85%以上。前胡播种以撒播为主，也可采用条播等方式。为模拟野生前胡种子自然脱落生根发芽的特性，前胡适宜早播，最好抢在12月上旬至土壤封冻前播种，以确保桑叶开叶前出苗。每亩桑园用种量0.8～1.0kg，播前将种子放入50℃温水中浸泡10分钟，捞出冷却晾干后用种子质量0.5%的多菌灵拌种后，再行播种。种子发芽起点温度为10℃，最适温度15～20℃。针对前胡发芽对光照敏感，黑暗环境中几

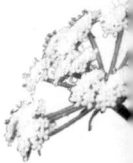

乎不发芽的特性，前胡播种后切忌盖籽，最多只能盖一层薄薄的草木灰或用扫帚轻扫畦面，以利种子与土壤充分结合，以提高前胡植株的发芽率。

桑园套种前胡要科学考虑桑叶生长、养蚕以及前胡的生物学特性方面的相关性，在充分了解掌握桑树和前胡的生长规律、物候期的基础情况上，采取合理开展田间管理，以充分发挥桑园套种前胡的最大效益。

4. 优化养蚕布局

21世纪以来，为发挥晚秋蚕饲养的（气候、产量、质量、价格）优势，除养春蚕外，将夏秋蚕的饲养布局调整为不养夏蚕，提早压缩中秋，增养晚秋蚕。但是，为适应套种前胡生长的需要，要适当提前饲养春蚕，同时将夏秋蚕调整为"少养夏蚕，提早增养中秋，适养晚秋"的布局，同时合理地调整了桑园地的荫蔽度，为有效地促进了前胡的生长提供了便利的条件，最终提高了前胡的品质和套种带来的效益。

5. 科学开展桑园春季和前胡幼苗期管理

在春季桑树发芽和前胡出苗前，搞好桑园施肥、剪梢等日常管理的基础上，及时解去桑枝上的束草并集中烧毁，以杀灭束草内的害虫。4、5月间前胡幼苗长出、出齐2片真叶时，同时也是桑树长成新枝叶时，此时桑树新枝叶正好给下部前胡生长营造了所需较为适宜的荫蔽环境，防止了出土的前胡幼苗被灼伤。当前胡幼苗长到5～6cm高时可以进行第1次人工除草，并按15cm×25cm

的株行距结合浅锄间去过密、过细的前胡幼苗。

6. 及时进行桑叶夏季和前胡盛叶期管理

尽量将春蚕提前在5月1日左右收获,小蚕期用叶先在套种前胡的桑园里采摘,将桑园的荫蔽度调节在50%以内;大蚕用叶也要先在套种前胡的桑园里夏伐,确保桑树5月底伐条结束、6月上旬重新发芽生长,以尽快给下部前胡生长营造一定的荫蔽条件。6月下旬少养夏蚕,一般通过疏芽将每株桑树留条控制在8～10根的范围内,以维持桑园地30%左右的荫蔽度。当前胡幼苗高10cm时要重点开展第2次人工除草;同时,尽量在阴雨天气时按25cm×30cm的株行距移栽或定苗,确保每667亩桑园中留种前胡幼苗6000株左右。

7. 加强前胡中后期管理

提前增养中秋、适养晚秋蚕,当前胡株高30cm时,地下根就开始膨大增长,为防止杂草与前胡争水争肥,于7月底至8月初要进行第3次人工除草,结合除草每亩桑园追施复合肥15kg,以促进前胡根部的旺盛生长。遇天气干旱可适当浇水,阴雨天要注意清沟排水。8月底9月初视前胡长势情况每亩桑园再追施复合5～15kg。干旱时节不宜追施固体化肥,以免伤及前胡植株而导致死亡,施肥的总体原则要达到前控后促的目的。在7月底8月初提前并增养中秋蚕(占全年饲养量的40%～43%),9月初开始饲养晚秋蚕(占全年饲养量2%～4%),通过采叶养蚕将桑园地的荫蔽度调节在20%～30%,以利前胡的叶片进行光合

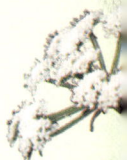

作用，促进根茎不断膨大并储藏养分，提高前胡的产量和品质。

8. 做好前胡的折枝打顶

控制并减少前胡开花是提高前胡产量的重要措施，实践证明"折枝打顶"具有很好的作用。桑园套种前胡因具有一定的荫蔽度，一般都无需折枝打顶。但如果在桑园地连年套种前胡就会出现2年生前胡，2年生前胡抽薹开花率高，一旦开花就应在花茎形成时，从基部折断花茎（保留基生叶），促进根部生长，以提高前胡的品质和产量。

9. 加强前胡的病虫害防治

桑园套种前胡病虫害较少，几乎未发现病虫害，只有少数地块发现根腐病、蚜虫危害。根腐病多在高温潮湿季节发生，表现为根部发黑、长白霉、腐烂。可喷洒波尔多液（1∶200）或用25%多菌灵0.5kg加水50kg防治2～3次（间隔7～10天），多雨季节还应注意清沟排水。蚜虫主要危害前胡的叶片、花，严重时可导致种子绝收；可用40%乐果乳剂1000倍液在非蚕期喷雾防治，若确需在蚕期用乐果防治蚜虫，要注意乐果的残效期。

10. 间作套种技术的效益

桑园套种前胡，需选择立地条件合适的桑园，适时束枝与施肥整地，及时播种促早苗全苗，科学开展桑园和前胡的幼苗期、盛叶期、中后期两者兼顾的田间管理，提前增养中秋蚕与适养晚秋蚕，做好前胡的病虫害防治，及时采收与加工。

为防止桑园面积继续减少，努力稳定和发展蚕桑生产，开展桑园套种前胡技术的试验，取得较好的收益，一般每亩桑园套种前胡鲜产量可达到300～500kg，价格较好年份，前胡13.60元/kg，每亩桑园产值达5440元；每亩桑园养蚕收入（每亩桑园年饲养3盒蚕种计）3240元，桑园综合收益8680元，净收入6000元以上；价格较差年份，前胡6.80元/kg，每亩桑园产值也有2720元，桑园综合收益也达到了5960元。因此，通过桑园套种前胡，多渠道地开发利用桑地资源，能有效提高桑园的综合经济效益，稳定桑园面积。

二、前胡与春玉米药粮套种技术

前胡与春玉米药粮套种技术的适宜地区为山区丘陵旱地。该适宜技术由浙江西北部的淳安县王阜乡为实验点，通过6年的试验、示范，实施"春玉米、前胡"种植模式。以下为具体种植技术。

1. 时间安排

根据当地气候特点，在每年的1月下旬至2月中下旬安排种植前胡，并在3月下旬至5月中下旬套种春玉米，一般可在7月下旬至9月中旬收获春玉米，11月下旬至12月中下旬收获前胡。

2. 种植布局

玉米实行宽行种植，种植规格80～85cm×24～26cm，种植密度45 000～52 500

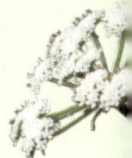

株/公顷；前胡在玉米行间进行双行套种，株距3.5～4.5cm，种植密度60万株/公顷。

3. 选地整地

选择背风向阳、土层深厚、肥沃疏松、排水良好的砂质壤土种植。播种前翻地，用腐熟栏肥37 500～45 000kg/hm^{2}翻入土中，耕细整平，做120cm宽的平畦，并在四周挖好排水沟，用于疏导水。

4. 播种

播种采用条播或撒播，播种量15kg/hm^2。在整好地的畦上留足玉米种植宽度（80～85cm），在玉米种植的行间种植2行前胡，等行距30～40cm，穴深5cm。整平穴底，撒入前胡种子后覆土约3cm，并淋稀薄人畜粪水。

5. 田间管理

（1）中耕除草 草害是前胡栽培中的最大障碍因子。一个生长周期需进行3次除草。第1次在种子出苗前，用10%草甘磷水剂4.5kg/hm^{2}对水50kg，进行化学除草；第2次在幼苗长3～4.5cm时，进行中耕除草，以划破地皮为度，防止伤根或土块压伤幼苗；第3次一般在玉米播种30天后，可视田间情况而定。

（2）间苗 出苗后要拔除过密和过细的前胡苗，保持种植密度60万株/公顷较为适宜。

（3）施肥 施肥采用"前控后促"原则。玉米收获前15～30天，施复合肥

400kg/hm²；玉米收获后15天（白露前后）、施复合肥400kg/hm²。视田间情况而定。施肥量可以适当增加。

（4）除雄　当前胡雄株拔秆时，因需肥量较大，要及时拔去，以促进雌株生长，提高前胡产量。留种地除外。

（5）抗旱　前胡虽耐旱，但干旱严重影响产量。遇到干旱时有水源的地方，适当浇水，一般3～4次，关键在8～10月。前胡怕涝，特别是春夏季节，阴雨天要随时清沟排水。

（6）病虫害防治　前胡病虫害情况较少，生产上主要注意预防蚜虫、蛴螬、根腐病。

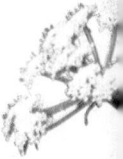

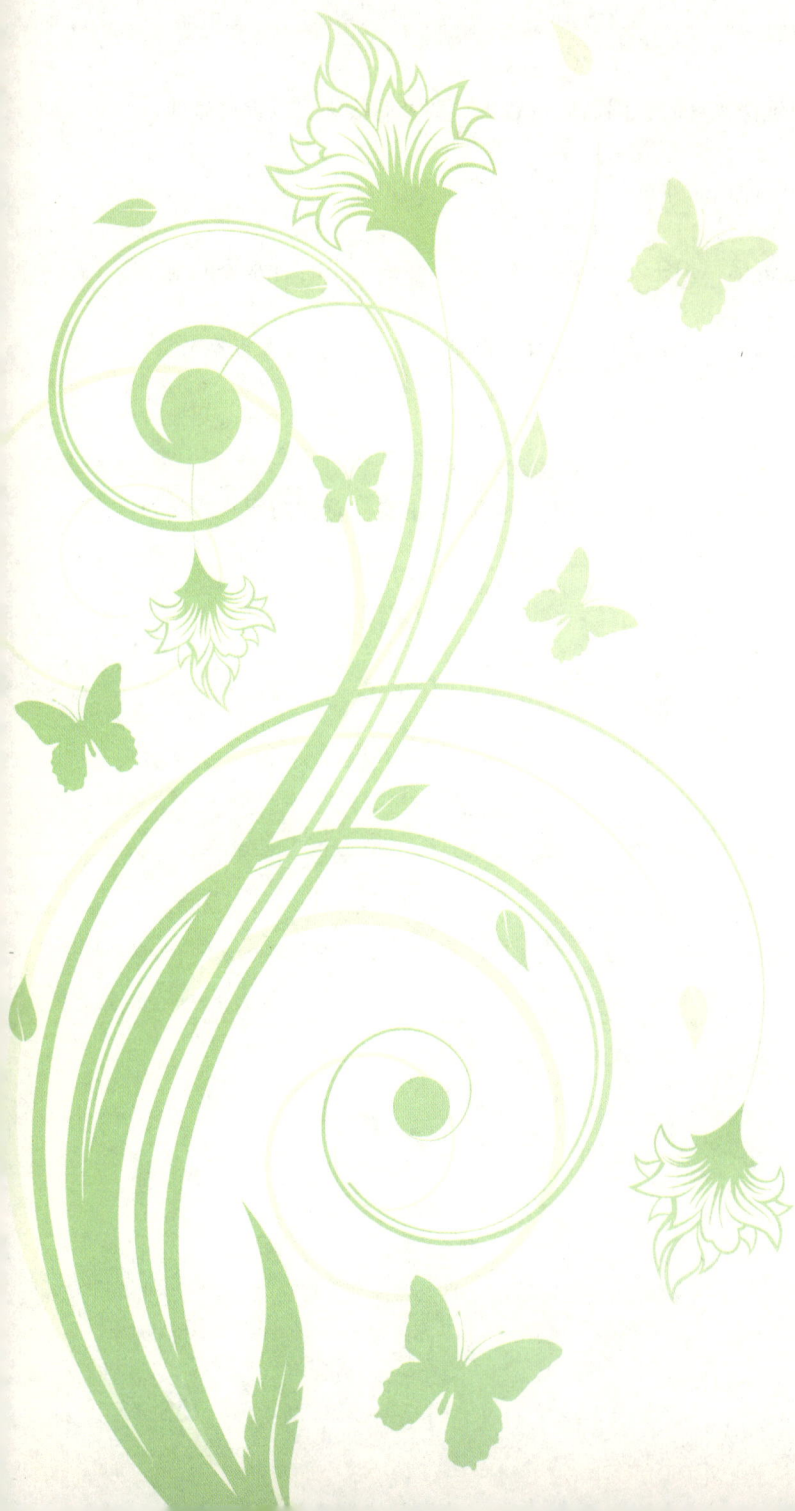

第5章

前胡药材质量评价

一、本草考证与道地沿革

前胡为常用中药，始载于南北朝时期梁朝陶弘景集，尚志钧校《名医别录》一书，列为中品，记其"味苦，微寒，无毒。主治痰满、胸胁中痞、心腹结气、风头痛。去痰实，下气，治伤寒寒热，推陈致新，明目益精"。

据陶弘景撰《神农本草经集注》记载，"（前胡）根似柴胡而柔软，为疗殆欲同，而本经上品有柴胡而无此，晚来医乃用之"。由此可见，前胡的应用最早可能是因为与柴胡药材性状、植物形态相类似而作为中药柴胡的代用品种来使用的。唐宋时期的本草明确和强调了前胡"下气、疗痰"的主要功效，和柴胡有了明显的区别。到了明清时期，李时珍著《本草纲目》中对前胡的应用作了进一步的总结："前胡味甘辛，气微平，阳中之阴，降也，乃手足太阴、阳明之药，与柴胡纯阳上升入少阳、厥阴者不同也。其功长于下气，故能治痰热喘嗽，痞隔，呕逆诸疾。气下则火降，痰亦降矣。"至此可见，前胡已完全演化成为独立的中药品种，功用已逐渐归纳为："宣，解表；泻，下气，治风痰"，这和现代所言"宣散风热，降气化痰"的功效是一致的，就主治病证而言，与现代的应用也不存在太大差别。

就产地而言，《本草经集注》和《图经本草》均指出"前胡最上者出吴地"，《日华子本草》所言越衢等地均是指现代浙江、安徽等地。在形态上，其描述特点是其似邪蒿，花白色如葱花类，结合《本草纲目》"前胡有数种，惟以苗高一二尺，色似斜蒿，叶如野菊而细瘦，嫩时可食。秋月开黲白花，类蛇床子花，其根皮黑肉白，有香气为真"，以及《植物名实图考》前胡图、邪蒿图等相关资料考证，前胡具伞形花序，小花白色，顶生或腋生，叶互生羽状全裂。归纳综合以上资料，白花前胡肯定为药用前胡之正品，这和现代的应用和主产地是一致的。

前胡古籍记载所述与当代前胡药材大致相同，且各地存在部分习用混用种。由于物种分布，传统知识和地域特点，民族特点等因素的影响，民间自采自用，往往良莠混杂，较多的前胡代用品、类似品渐渐进入商品前胡药材的行列。在此不做列举。

现代白花前胡主产于浙江、安徽、江西、湖北、贵州、重庆等省，全国多地有引种栽培。白花前胡为古代本草传统药用前胡原植物，主要可分为"信前胡""宁前胡"两种。就"信前胡"而言，《神农纲目》描述："今最上者出吴中，又寿春生者，皆类柴胡而大，气芳烈，味亦浓苦，疗痰下气，最胜诸道者"吴中，及江西东北至安徽南部，上饶（古称信州）为前胡传统产地，可见其道地性之久远。江西上饶仍盛产"信前胡"，"信前胡"主产贵州、湖南、湖北等省；"宁前胡"以安徽宁国所产前胡得名，主要于浙江、安徽等地栽培种植。

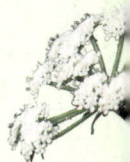

二、药典标准

【检查】 水分　不得过12.0%（通则0832第二法）。

总灰分　不得过8.0%（通则2302）。

酸不溶性灰分　不得过2.0%（通则2302）。

【浸出物】 照醇溶性浸出物测定法（通则2201）项下的冷浸法测定，用稀乙醇作溶剂，不得少于20.0%。

【含量测定】 照高效液相色谱法（通则0512）测定。

色谱条件与系统适用性试验　以十八烷基硅烷键合硅胶为填充剂；以甲醇-水（75∶25）为流动相；检测波长为321nm。理论板数按白花前胡甲素峰计算应不低于3000。

对照品溶液的制备　取白花前胡甲素对照品和白花前胡乙素对照品适量，精密称定，加甲醇制成每1ml各含50μg的混合溶液，即得。

供试品溶液的制备　取本品粉末（过三号筛）约0.5g，精密称定，置具塞锥形瓶中，精密加入三氯甲烷25ml，密塞，称定重量，超声处理（功率250W，频率33kHz）10分钟，放冷，再称定重量，用三氯甲烷补足减失的重量，摇匀，滤过；精密量取续滤液5ml，蒸干，残渣加甲醇溶解并转移至25ml量瓶中，加甲醇至刻度，摇匀，即得。

测定法　分别精密吸取对照品溶液与供试品溶液各10μl，注入液相色谱仪，测定，即得。

本品按干燥品计算，含白花前胡甲素（$C_{21}H_{22}O_7$）不得少于0.90%，含白花前胡乙素（$C_{24}H_{26}O_7$）不得少于0.24%。

三、质量评价

1. 前胡药材商品规格

呈不规则圆锥形，圆柱形或纺锤形，稍扭曲，下部常有分枝，但分支多除去，长3~15cm，直径1~2cm。外表黑褐色至灰黄色。根头部中央多数留有茎的疤痕，外围有叶鞘残存的纤维毛状物，上端具密集的横向环纹，习称"蚯蚓头"，下部有纵沟或纵纹，并有凸起的横向皮孔。质硬脆，易折断，断面不整齐，淡黄色，有多数棕黄色小点，木质黄棕色，显放射状纹理。气芳香，味先甜后微苦辛。前胡商品规格分长条、头子等。见图5-1、图5-2。

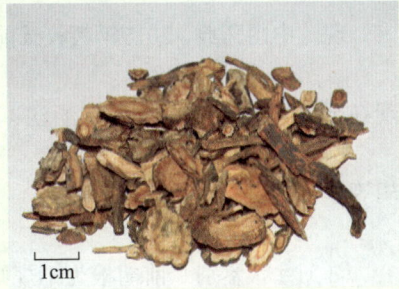

图5-1　前胡药材

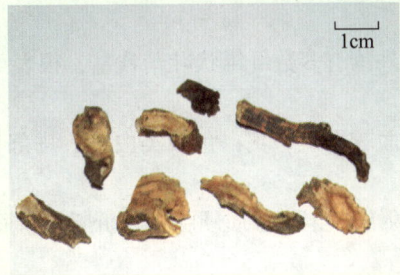

图5-2　前胡药材细节

（1）长条 肉色白，软，独根，无尾。

• 一等品：长10～15cm，头部直径6cm以上，尾部直径2.5cm。

• 二等品：长8～10cm，头部直径4.5～6cm以上，尾部直径2～2.5cm。

• 三等品：长5～8cm，头部直径3～4.5cm以上，尾部直径1～2cm。

（2）头子 平头，内坚实。

• 一等品：每千克100支以内。

• 二等品：每千克100～240支。

• 三等品：每千克240～360支。

2. 药材真伪鉴别及常见伪品

现《中国药典》2015年版收录前胡唯一正品为白花前胡，其也为传统药用，现在全国各地均使用，主产浙江、安徽等省区。药材称前胡、信前胡、官前胡等。

（1）性状鉴别 前胡根为不规则的圆柱形、圆锥形或纺锤形，稍扭曲，下部常有分枝2～6条，主根长1～5cm。外表灰黄色或灰黑色，根头部多有茎痕；外围有多数纤维状叶鞘残基，根表面有横向皮孔样突起、纵皱纹和纵沟；横断面较平坦，黄白色或类白色，皮部多散有多数棕黄色油点，形成层环纹棕色，射线放射状；质硬脆，易折断，断面不平整，淡黄白色；气芳香，味苦、辛。

（2）显微鉴别 本品横切面木栓层为10列～20余列扁平细胞。近栓内层处油管稀疏排列成一轮。韧皮部宽广，外侧可见多数大小不等的裂隙；油管较多，类圆形，散在，韧皮射线近皮层处多弯曲。形成层环状。木质部大导管与小导管相间排列；木射线宽2～10列细胞，有油管零星散在；木纤维少见。薄壁细胞含淀粉粒。

（3）理化鉴别　取白花前胡药材粉末0.5g，分别加三氯甲烷10ml，超声处理10分钟，滤过；滤液蒸干，残渣加甲醇5ml使溶解，作为供试品溶液。另取白花前胡甲素对照品，加甲醇制成每1ml含0.5mg的溶液，作为对照品溶液。照薄层色谱法（通则0502）试验，吸取上述溶液各5μl，分别点于同一硅胶GF$_{254}$薄层板上，以石油醚（60～90℃）–乙酸乙酯（3∶1）为展开剂，展开，取出，晾干，置紫外光灯（365nm及254nm）下检视。供试品色谱中，在与对照品色谱相应的位置上，显相同颜色的斑点。

取白花前胡药材粉末1g，加乙醚10ml浸渍2小时，取乙醚浸出液2滴，分别滴在两张小滤纸片上，置紫外光灯365nm下观察，显淡天蓝色荧光。再在其上面滴加15%氢氧化钠数滴，2分钟后荧光消失。将1张滤纸片避光保存，另一张滤纸曝光，约3小时后，在紫外光灯下观察，曝光者，天蓝色荧光加强，避光者，不显荧光。

（4）常见伪品　据文献报道及市场调查显示，前胡伪品以地方混用品为主。主要有紫花前胡、长前胡、华中前胡、云前胡、短片藁本、硬阿魏和隔山

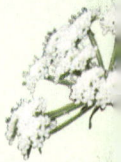

香等。

①紫花前胡：在本草中称"土当归"，为后世发展的前胡品种，药材主产江西、安徽等省区，现在全国大部分地区均使用。本品在日本为前胡主流品种，但在湖北、四川、云南、湖南等地称"土当归"民间药用，而不作前胡使用。《中国药典》2015年版已单独列"紫花前胡"药材收录。

②长前胡：本品在四川中部及西部、北部作前胡药用，是四川前胡主流品种，为《四川省中药材标准》（1987）收录，是地方前胡品种之一药材名长前胡、全前胡、芽前胡。

③华中前胡：本品在四川东部及湖北西部，作前胡药用。药材名光前胡、光头前胡，是四川前胡主流品种之一。

④云前胡：本品在南、四川部分地区作前胡使用，亦是云南主流品种之一，为前胡地方品种药材。药材名云前胡、红前胡、旱前胡等。

⑤短片蒿本：本品为云南传统应用的前胡品种之一，《滇南本草》收录的滇前胡即是本种，亦是四川主要品种之一，药材名前胡、毛前胡、旱前胡等。曾经认为是药材川防风的原植物，现已证明是毛前胡的原植物。

⑥硬阿魏：本品在内蒙古、青海、甘肃等地作前胡药用，是当地主要品种，长期使用，亦可视为前胡地方品种之一。药材名沙前胡、刚前胡等。

⑦隔山香：本品在福建等地称香前胡入药，长期使用，《证类本草》"建州

前胡"即为本种，也可认为是地方前胡品种。

还存在多种混用品及伪品，多为混用、误用，如川葛缕子、异叶茴芹等，不做赘述，这些植物均不能充做前胡入药。

3. 药材质量保证

（1）前胡生长年限的控制　前文已经介绍，在前胡产区有"公、母前胡"之说。通过对产区调查、野外进行观察、栽培研究发现："母前胡"就是指营养生长阶段的前胡，而生殖生长阶段的前胡俗称"公前胡"。通常每一株前胡均有营养生长和生殖生长阶段，生态环境、生理条件等情况不同，导致前胡的营养生长期长短不一。

现产区大部分药农没有掌握前胡的生物学特性，在栽培的有限时间内看不到营养期长的植株进行生殖生长，故而认为一部分前胡开花，一部分前胡不开花，由此产生了"公、母前胡"问题。

"母前胡"质地柔软、气味浓香；"公前胡"质地坚硬、气味淡寡。自古即存在"雄前胡，须拣去勿用"的说法，现药商不收，市场不售，影响药材利用率。在充分掌握白花前胡生物学特性，弄清楚开花结实的内在规律与各个生态因子影响规律，得出以下建议。

栽培白花前胡2年抽薹开花，野生状态生长3～4年才进入生殖生长阶段。即白花前胡为2～4年生植物，区别于2年生和（或）多年生植物。生长年限长

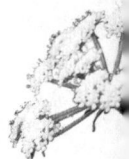

有利于植物次生代谢物质的积累，保证药材质量。因此延长白花前胡的生长年限，使2年生变为多年生，从而保证药材的质量，减少资源的浪费。

市场上售卖的前胡统货大多存在根部分叉的情况。前胡根部分叉是指主根生长受阻而侧根膨大的现象。尤其是栽培前胡根部分叉情况较严重，有的侧根和主根长短、粗细一致，无法分辨，而侧根的出现会导致前胡中香豆素含量明显降低。造成栽培前胡根部分叉的原因可能有以下几个方面。① 种子的质量：若种子生活力较弱，发芽不良，会影响到幼根先端的生长，有的胚根受到破坏，易产生分叉；② 土壤，黏重土壤由于透气性较差，会使前胡的生长受阻，导致主根分叉；耕作层浅而坚硬的土壤，也会促使侧根发育；③ 施肥，施肥过量或追肥不均会引起根部分叉。因此，在栽培种植时需要采取适宜的措施控制前胡根部分叉情况。

（2）采收质量保证

①包装：每批包装记录内容应包括品名、规格、产地、批号、重量、包装日期等；包装材料选择不易破损、干燥、无异味的材料制成。

②贮藏：地面应整洁、无缝隙、易清洁，仓库内应无异味，通风、干燥、避光、无直射光，配有除湿装置，具有防鼠、虫、禽、畜的措施，防止虫蛀、霉变、腐烂、泛油等现象发生，并定期检查。

仓库要定期清理、消毒和通风换气，保持洁净卫生。优先使用物理或机械的方法进行消毒，消毒剂的使用应符合相关的规定。不应与非绿色食品混放。不应和有毒、有害、有异味、易污染物品同库存放。在保管期间需要注意仓库湿度变化，防治返潮、结块、生虫等现象的发生，要经常检查，一旦发现有上述状况发生必须采取相应的措施。积极开发低温冷藏技术及设备，对药材进行采取必要的低温冷藏措施。

③运输：前胡药材批量运输时，不得与其他有毒、有害、易串味物质混装。运载容器应具备防潮、防雨等设施。

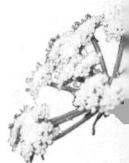

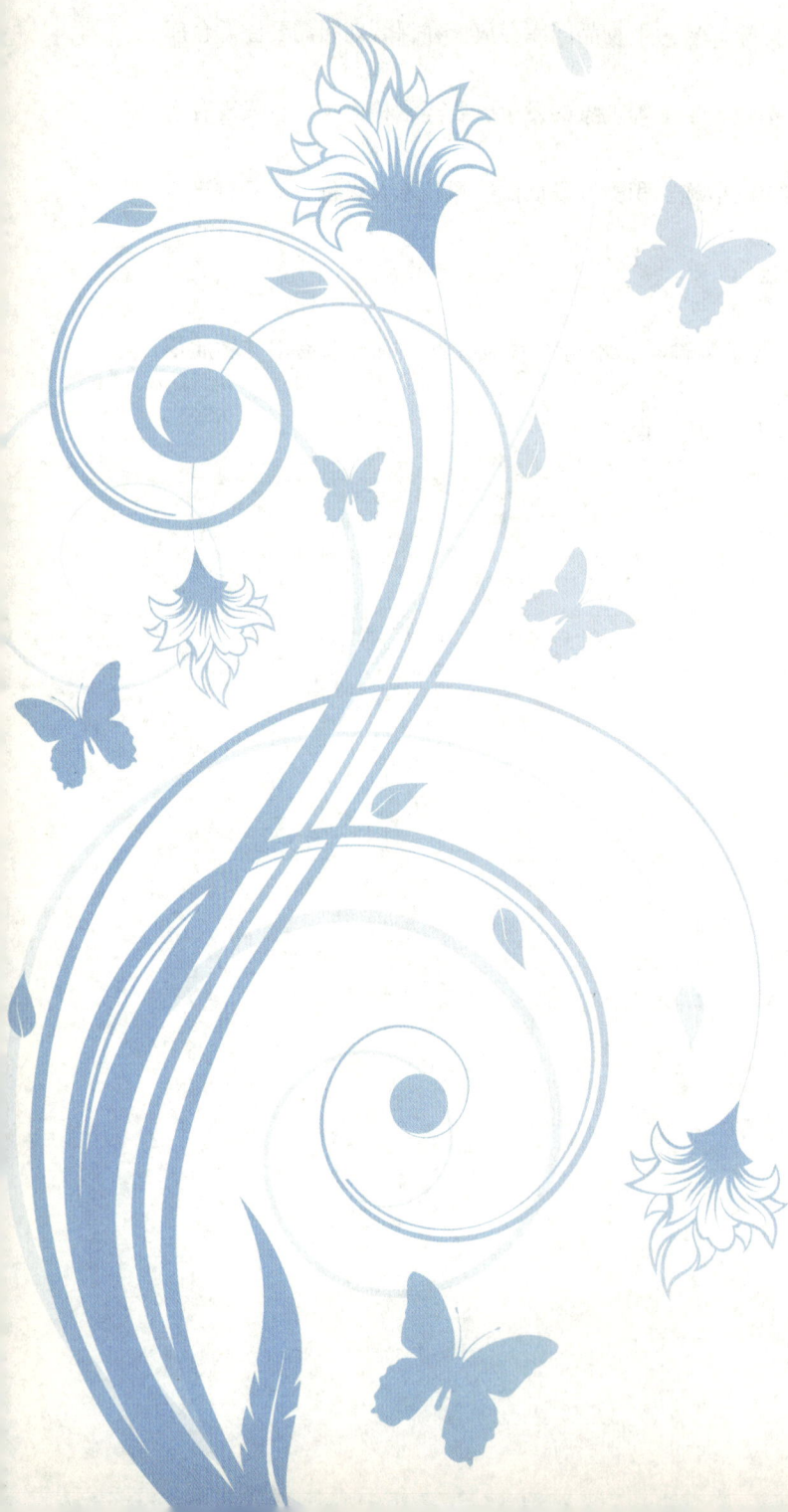

第6章

前胡现代
研究与应用

一、化学成分

前胡的主要化学成分以香豆素类成分为主，此外还含有挥发油、皂苷类、甾醇类、微量元素等。

1. 香豆素类

前胡中主要含有的成分为香豆素类成分。前胡香豆素可分为线性吡喃香豆素和线型呋喃香豆素两种类型。大致为以下几种：前胡甲素、前胡乙素、前胡丙素、前胡E素、北美芹素、补骨脂素、5-甲氧基补骨脂素、8-甲氧基补骨脂素等。

2. 挥发油类

前胡根茎中分离的挥发性成分有庚醛、辛醛、己酸、石竹烯、蛇床烯、姜烯、辛酸乙酯、邻苯二甲酸二特丁酯、1，4-二甲氧基四甲基苯、2-甲基十二烷等。

3. 皂苷类

前胡根茎中可分离得到的香豆素糖苷类化合物：紫花前胡苷、茵芋苷、香呋喃香豆醇葡萄糖苷、异芸香呋喃香豆醇葡萄糖苷、胡萝卜苷、东莨菪苷、白花前胡苷、芹菜糖基茵芋苷等。

4. 甾醇类

前胡中可以分离获得甾醇类化合物有D-甘露醇、β-谷甾醇、半乳糖醇等。

5．微量元素

前胡中含有多种微量元素，包含磷（P）、硫（S）、硅（Si）、铝（Al）、钡（Ba）、锌（Zn）、铬（Cr）、锰（Mn）、钛（Ti）、铷（Rb）、硒（Se）、铁（Fe）、铅（Pb）、砷（As）、铜（Cu）、锡（Sn）、镍（Ni）、铯（Cs）等。其中Fe、Cu、Zn等为人体必需元素。在检测到的人体必需微量元素中，含量较高的是Fe、Cu。

二、药理作用

前胡为常用中药，味苦辛，性微寒。归肺经，具宣散风热，降气化痰的功效。用于治疗风热感冒、咳嗽痰多、咯痰黄稠、喘满、吐逆及胸胁不畅等症。陶弘景所著《名医别录》一书，列为中品，记其"味苦，微寒，无毒。主治痰满、胸胁中痞、心腹结气、风头痛。去痰实，下气，治伤寒寒热，推陈致新，明目益精"。其化学成分主要为香豆素类成分。

孙思邈所著《备急千金要方》卷十六·胃腑篇中有以前胡为主的"治反胃大验方"，并提及"华佗治胃反，胃反为病；""前胡汤，主寒热呕逆少气，心下结聚彭亨满不得食，寒热消渴补不足方。"卷十八·大肠腑篇有"前胡汤，治胸中久塞辟实，隔塞胸痛，气不通利，三焦冷热不调，食损少无味，或寒热身重卧不欲起方。"等，说明前胡在唐代以前就被用来治疗肠胃疾病。倪朱

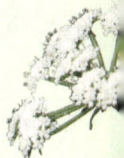

谟著《本草汇言》中记载："前胡，散风寒、净表邪、温肺气、消痰嗽之药也。"李时珍著《本草纲目》中称："前胡味甘辛，气微平，阳中之阴，降也，乃手足太阴、阳明之药，与柴胡纯阳上升人少阳、厥阴者不同也。其功长于下气，故能治痰热喘嗽，痞隔，呕逆诸疾。气下则火降，痰亦降矣。所以有推陈致新之绩，为痰气要药。"可见唐以后主要将前胡作为化痰止咳平喘药来使用。

"降气化痰用前胡，味苦微寒毒性无，宣散风热疗外感，豁痰平喘桔梗伍"，这概括了前胡的性味与功效。前胡性味苦、辛，微寒，入肺经。辛散苦降，既能宣肺散风清热，治风热感冒、咳嗽痰多、气急等症；又能降气化痰、治肺热咳嗽、痰黄稠黏、胸闷不舒、呕逆等症。在临床上常与桔梗为伍，治疗邪热郁肺而疾多咳喘之症。常配桑白皮、杏仁、贝母等药，以治疗痰壅于肺，肺气不降，咳嗽痰稠，胸闷不畅；配桔梗、薄荷、牛蒡子可治疗外感风邪壅于肺而咳嗽。前胡与桔梗皆为化痰之品，咳嗽痰多时每常同用。但桔梗之性主升，前胡之性主降，两者同用，可使气机升降协调，有利于祛痰止咳，胸膈畅利。

现代研究表明，前胡有平喘镇咳、祛痰等作用，临床应用广泛，有较高的药用价值。可治疗肺热痰郁、外感风热、咳喘痰多、痰黄稠黏、胸膈满闷等症，与传统中医记载的"可应用于支气管炎、感冒等症"和现代药理功效研究的结果是颇为相符的。前胡现代药理作用如下。

1. 祛痰平喘作用

白花前胡丙素有一定的祛痰作用。实验研究表明,白花前胡丙素能增加支气管分泌液,具有祛痰作用;白花前胡中的白花前胡甲素为白花前胡根中提取的一种角型吡喃香豆素,是白花前胡丙素的消旋体,能够抑制乙酰胆碱及氯化钾引起的家兔气管平滑肌收缩,对家兔离体气管平滑肌的松弛作用与钙拮抗剂维拉帕米相似,尤其对抑制高钾诱发的收缩反应的作用较强。其中,对高钾诱发收缩反应的较强抑制作用与抑制电位依赖性钙通道有关,而对乙酰胆碱诱发的收缩反应的抑制作用与抑制细胞内Ca^{2+}释放有关。如通过对麻醉猫收集呼吸道分泌的方法,灌服前胡煎剂1g/kg,前胡提取物能增加呼吸道分泌液,说明其中的成分有一定的祛痰作用,且作用时间较长。

2. 降血压作用

白花前胡提取物具有一定的降血压作用。白花前胡提取物主要为香豆素类化合物,其具有舒张肺动脉的作用。其中,白花前胡中的白花前胡丙素对动脉粥样硬化和高血压等血管增生性疾病的防治有重要意义。白花前胡丙素还能降低脑、肾血压,减轻高血压刺激导致脑、肾血管痉挛,脑、肾血流量下降,脑、肾细胞有氧代谢障碍。

相关实验研究表明白花前胡提取物能减少低氧引起的犬肺动脉压升高及肺血管阻力增加,能使其心搏量、混合静脉血氧分压和运氧量增加,并使慢性阻

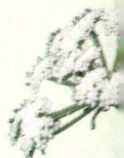

塞性肺疾病继发性肺动脉高压患者血浆内皮素水平降低，肺血管重建以血管平滑肌细胞的增生和细胞外基质蛋白沉积的异常增多为特点。

白花前胡提取物可明显减少野百合碱（MCT）引起的大鼠肺动脉压升高及右心指数的升高。并明显减少肺组织炎性细胞浸润、肺血管韧黏素（TN–C）的表达及平滑肌细胞的增殖，从而减轻MCT所致的肺血管损伤与肺血管重建。白花前胡丙素也可提高肾型高血压伴左室肥厚大鼠脑、肾细胞膜Na^+，K^+–ATP酶和Ca^{2+}–ATP酶活性并降低血压。

3. 钙拮抗剂作用

白花前胡甲素具有一定的钙拮抗剂作用。实验研究显示白花前胡乙醇提取物对抗由乙酰胆碱和组胺引起的离体豚鼠回肠收缩，较水提液或丁醇提取液强，这种作用是非竞争性的。白花前胡甲素可非竞争性缓解由乙酰胆碱引起的回肠收缩，还能抑制由于细胞外Ca^{2+}的流入引起的豚鼠结肠带K去极化的收缩作用，抑制Ca^{2+}进入平滑肌。白花前胡甲素和pd–c–Ⅱ、pd–c–Ⅲ可抑制由乙酰辅酶A和磷脂酰丝氨酸引起的大鼠肥大细胞释放过敏性介质，其IC_{50}分别为79、100、102μm。

4. 抗心肌缺血作用

白花前胡提取液可调节因腹主动脉缩窄所致的心肌细胞凋亡相关基因的表达，从而抑制心肌重塑，对心衰发挥生物学治疗作用。近期研究表明，白花前胡提取物对垂体后叶素（Pit）诱发小鼠急性心肌缺血模型、结扎左冠状动脉前支（LAD）致麻醉大鼠急性心肌缺血模型有显著的保护作用。

5. 抗心衰和心率失调作用

心肌肥厚的进展是心力衰竭过程中一种非常重要的早期变化，心肌肥厚反应活化的特征是个体的心肌细胞增大及其收缩蛋白含量增加，心房利钠肽（ANP）基因是公认的心肌肥厚反应的特征标志。白花前胡提取液含药血清能够有效缩小内皮素（ET-1）促发的体外培养肥大心肌细胞表面积，降低肥大心肌细胞搏动频率，抑制肥大心肌细胞凋亡及改善其蛋白表达的失衡状态，并抑制肥大心肌细胞蛋白质含量和ANP的表达。

白花前胡提取液能够抑制肥大心肌细胞凋亡，改善腹主动脉缩窄所致心衰；白花前胡香豆素可增加冠脉流量和心输出量，改善心脏舒张功能；白花前胡丙素能逆转左室肥厚，改善血管肥厚，减少胶原及血管反应，使血管松弛，血流通畅。

6. 抗心脑缺血作用

白花前胡可增加急性心肌梗死麻醉猫冠状窦血流量，降低冠脉阻力、血压，缩小心肌梗死范围，对心肌梗死具有保护作用。白花前胡提取物可降低大脑动脉梗死大鼠血清中炎性细胞因子水平，阻止缺血性损伤向炎症性损伤转变，降低脑梗死范围。

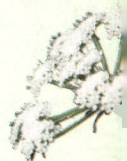

7. 抗癌作用

白花前胡丙素可诱导肿瘤细胞凋亡，还可以逆转肿瘤细胞的多药耐药性；白花前胡挥发油中的β-榄香烯具有抗肿瘤、抗凝血以及镇痛等作用；白花前胡提取物中的没食子酸具有抗肿瘤的作用。

白花前胡丙素除了可以诱导肿瘤细胞凋亡外，还可以逆转肿瘤细胞的多药耐药性。白花前胡丙素但在逆转耐药株KB-Vl肿瘤细胞对阿霉素、紫杉醇、嘌呤霉素、长春碱等药物的耐药性时作用明显，还可以增加阿霉素等药物在肿瘤细胞中的积聚，并通过下调肿瘤细胞P-糖蛋白的表达和减少细胞内ATP来抑制肿瘤细胞增殖，是一种较好的潜在肿瘤耐药调节剂。

三、应用

1. 药用价值

前胡药材作为中国传统药材，其味苦、辛；性微寒。疏散风热；降气化痰。用于风热咳嗽痰多，痰热喘满，咯痰黄稠。

前胡药材饮片：根近圆柱形、圆锥形或纺锤形，下部有分枝，长3～15cm，直径1～2cm。根头部常有茎痕及纤维状鞘残基，表面灰棕色至黑褐色，上部有密集的环纹，下部有纵沟、纵皱及横向皮也，质较柔软，干者质硬，断面不整齐，淡黄白色，皮部有棕黄色油点，形成层环棕色，射线放射状。气芳香，味微苦、辛。

以条粗壮，质柔软，香气浓者为佳。

根据炮制方法的不同分为前胡、蜜前胡、炒前胡，炮制后贮干燥容器内，蜜前胡需密闭，置阴凉干燥处，防霉，防蛀。

前胡适合人群：内无实热、外无感邪者慎服；阴虚咳嗽，寒痰喘嗽者禁服。

前胡食疗作用：前胡味苦、辛，性微寒；归肺、胃、肝经；芳香降散具有疏风清热，降气化痰，开胃止呕的功效主治外感内忧外患热，肺热咳喘，痰多黄稠，胸膈满闷，食少呕逆。

前胡与其他药物间相克：前胡恶皂荚，畏藜芦。

前胡用法指导：

①用于肺热咳嗽、痰稠难出、气逆而喘等证，可配杏仁、贝母、桑白皮同用。前胡（去芦头）一两半，贝母（去心）、白前各一两，麦门冬（去心，焙）一两半，枳壳（去瓤、麸炒）一两，芍药（赤者）、麻黄（去根节）各一两半，大黄（蒸）一两。上八味，细切，如麻豆。每服三钱匕，以水一盏，煎取七分，去滓，食后温服，日二（《圣济总录》前胡饮）。

②咳嗽涕唾稠黏，心胸不利，时有烦热：前胡一两（去芦头），麦门冬一两半（去心），贝母一两（煨微黄），桑根白皮一两（锉），杏仁半两（汤浸，

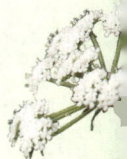

去皮尖，麸炒微黄），甘草一分（炙微赤，锉）。上药捣筛为散。每服四钱，以水一中盏，入生姜半分，煎至六分，去滓，不计时候，温服（《圣惠方》前胡散）。

③妊娠伤寒头痛壮热：前胡（去芦头）、黄芩（去黑心）、石膏（碎）、阿胶（炙焙）各50g，上粗捣筛，每服15g水一盏，煎至七分去滓。不计时温服。（《普济方》前胡汤）。

④小儿风热气啼：前胡（去芦）。上为末炼蜜和丸小豆大。日服一丸熟水下，服至五六丸即瘥（《小儿卫生总微论方》前胡丸）。

⑤外感风热引起的咳嗽痰多，如配伍辛温止咳药，亦可用于治疗外感咳嗽，可配杏仁、桔梗、桑白皮、薄荷、生姜、半夏等同用。

⑥痰浊壅于肺胃，症见咳嗽胸满，呕吐食少乾，可与陈皮、半夏等配伍。

⑦骨蒸热：前胡5g、柴胡10g、胡黄连5g、猪脊髓一条、猪胆一个。水煎入猪胆汁服之（《国医宗旨》）。

注意：内服，煎汤，6～12g；或入丸、散。

2. 有效成分的提取

（1）回流提取　取药材粗粉1000g，用沸程60～90℃的石油醚作溶剂，回流提取2次，第1次用2.5倍量提取2小时，药渣再用2.5倍量提取1小时。合并2次滤液，减压浓缩至膏状，即得。

（2）超临界CO_2萃取法　最优化的超临界CO_2萃取法提取前胡中香豆素类成分的提取工艺为提取2小时，提取温度为60℃，提取压力为30MPa。

提取物置冰箱中冷藏放置72小时以上，置离心管中，离心15分钟（300r/min），分离上层挥发油备用，下层沉淀用石油醚（3060℃）洗涤，低温减压干燥，既可得到前胡总香豆素。

3. 经济价值

前胡作药用，以入药为主，其基源植物多以野生为主，随着市场需求量的增加，栽培种植的药材不能完全满足供需，因此前胡种植技术的潜力大，市场价值很高。引种栽培前胡药材可满足药材的需求量，同时拓展药粮结合等种植模式，能稳定药材的市场价值，同时带动农民经济的提升。

现已通过桑园套种前胡、山核桃林套种前胡、玉米地套种前胡等新种植模式的实现，多渠道地开发利用前胡资源，能有效提高种植田地的综合经济效益。

四、药材资源市场分析

前胡主要靠野生资源提供商品。新中国成立后，列为三类品种，由市场调节产销。近40年来，全国前胡购销均呈逐年上升趋势，未发生过大起大落的情况，属于可以满足市场需求的品种。

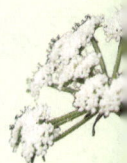

前胡药材主要来源于野生资源，栽培品较少。但随着"非典""禽流感"等疫情的增加，同类中成药品种的增多，前胡需求量不断攀升，药农又不愿进山采挖，由此栽培资源不断走向了市场。

目前前胡栽培以仿野生繁育为最佳模式，既解决了单纯种子繁育产量低的缺陷，又保留了野生前胡的外观性状，而且产量高。仿野生栽种，地理环境选择简便、管理措施简单，污染少，品质有保证，符合产品安全、高效的特点，因此适宜大面积种植的产业化发展。

产于湖北、贵州、湖南、江西等省主要为野生品种，所产前胡主要供当地使用，少部分销往外地。产于安徽、浙江因栽培量较大而占主导地位，主要供中成药的生产和少部分的出口。目前，我国白花前胡市场需求相对稳定，处于供求平衡状态，每年所产药材刚好能满足当年的需求，没太多库存及需缺的情况出现；价格由历史最低价0.5～0.6元/公斤到现在的40～60元/公斤，总体为上涨趋势。

前胡市场销售情况因各产地分布情况不同而有所区别，一般情况下每公斤野生前胡的价格比前胡栽培品高出5～8元。前胡近期产地大货走动尚可，小批量走动顺畅，行情与前期持平，短期行情以平稳运行为主。

随着前胡用量的增加，市场销售价格一涨再涨，特别是2009年全国药材市场的大变动，使前胡的市场销售价格推到了历史的最高点。随着前胡价格的不断地暴涨，致使白花前胡的种植面积不断增加。然而，农户种植热情高涨，种植面剧增使前胡的市场销售价暴跌，2012年前胡新品上市后同2011年相比下跌近60%，为近年来波动幅度较大的一次。由于近几年前胡药材市场的供需刺激，前胡市场价格稳步增长，产地价格由2012年的25～35元，价格呈现升高的趋势，基本保持每年5元/公斤的涨幅，共增长了10元/公斤，截止2016年底，价格为50元/公斤。

前胡是目前化痰止咳类中成药中的要药，主要运用于中成药生产，是生产止咳化痰类药物的主要原材料。是太极急支糖浆、咳喘颗粒、杏苏止咳糖浆、咳喘顺丸、气管炎丸、羚羊清肺丸、京制咳嗽痰喘丸、小儿清肺化痰颗粒、通宣理肺丸、百咳净糖浆、安嗽糖浆、镇咳糖浆等中成药的主药。前胡含有香豆素类成分，还含有挥发油、皂苷类、甾醇类、微量元素等多种营养成分，随着现代对前胡的研究不断地深入，其市场拓展与产品研发也将有增长的趋势。

总的来说，前胡药材在药材市场上销量逐渐增大，药材市场主要加工成饮片销往本地区的医院、私人诊所和中小型制药企业，需求量较大的企业一般都直接到产地收购。

据统计，近年来前胡的市场需求在1700～2000吨左右。2015年前胡全国库存量约1800吨，2015年约700吨，2016年全国产量约1800吨。数据显示，今年前胡产新前，全国库存量约500吨左右，货源供应已显不丰，也是近段时期前

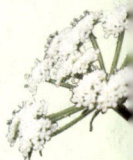

胡药材价格上涨的原因之一。前胡历史价格走势图如图6-1所示。

历史价格

—— 野生统个 较广

| 范围 | 1月 | 3月 | 6月 | 全部 | | 从 | 2016-04-07 | 到 | 2017-04-07 |

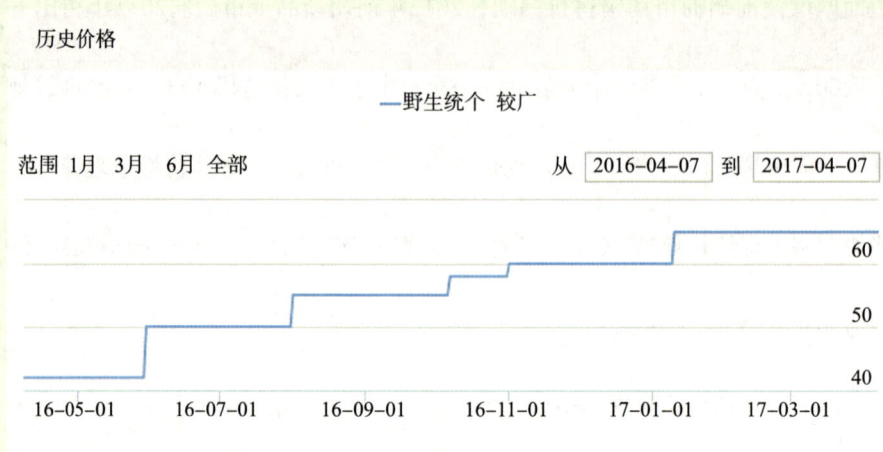

图6-1　前胡历史价格走势图

参考文献

［1］国家药典委员会. 中华人民共和国药典一部［M］. 北京：中国医药科技出版社，2015：265.

［2］中国科学院中国植物志编辑委员会. 中国植物志第55卷第3册伞形科［M］. 北京：科学出版社，1990.

［3］中国药材公司. 中国中药资源志要［M］. 北京：科学出版社，1994.

［4］彭成. 中华道地药材［M］. 北京：中国中医药出版社，2011.

［5］谢宗万. 中药材品种论述［M］. 上海：上海科技出版社，1984.

［6］饶高雄，刘启新，戴振杰，等. 中药前胡的本草考证和现代品种论述［J］. 云南中医学院学报，1995（1）：1-6.

［7］聂小忠. 信前胡的产地与道地性考证［J］. 江西中医药大学学报，2012，24（2）：42-44.

［8］张雪梅. 西南地区前胡属植物的地理分布研究［J］. 中国农学通报，2011，27（12）：177-180.

［9］张洪冰. 闽产前胡属药用植物生药学研究［D］. 福建中医药大学，2014.

［10］王祖文，张玉方，卢进，等. 白花前胡主要生物学特性及生长发育规律研究［J］. 中国中药杂志，2007，32（2）：145-146.

［11］韩邦兴，王德群. 白花前胡生物学特性初步研究［J］. 中国野生植物资源，2008，27（4）：47-48+55.

［12］曾晓璇，冯协和，陈科力，等. 湖北省前胡种子质量分级标准研究［J］. 北方园艺，2016（15）：147-150.

［13］杨仁德，赵欢，李剑. 白花前胡的药理作用及栽培技术［J］. 现代化农业，2015（3）：22-23.

［14］程国红. 白花前胡栽培技术［J］. 现代农业科技，2012（17）：100-101.

［15］田振华. 白花前胡种子的发芽特性研究［J］. 种子，2011，30（2）：92-93.

［16］冯协和，何伶俐，陈科力，等. 白花前胡种子发芽试验研究［J］. 北方园艺，2015（14）：159-162.

［17］孙开照. 白花前胡种子发芽特性及贮藏技术研究［J］. 安徽农学通报，2015（14）：144-145.

［18］张玉方，王祖文，卢进，等. 白花前胡主要栽培技术研究（Ⅰ）［J］. 中国中药杂志，2007，32（2）：147-148.

［19］李翠芬，张久胜. 前胡仿野生栽培技术探讨［J］. 亚太传统医药，2014，10（3）：41-42.

［20］饶宇，孙光敏. 前胡高产栽培技术［J］. 农技服务，2016，33（2）：49-49.

[21] 陈旭东. 前胡人工高产栽培技术 [J]. 农民致富之友, 2012 (24): 98-98.

[22] 王沁, 张丽娜, 沈家国, 等. 贵州省白花前胡规范化生产标准操作规程 (SOP) 初探 [J]. 现代中药研究与实践, 2014 (5): 13-16.

[23] 佚名. 前胡引种栽培 [J]. 上海农业科技, 1977 (S2).

[24] 李忠谊, 陈惠民. 前胡组织培养和细胞悬浮培养中胚状体发生及植株再生 [J]. 山东大学学报理学版, 1988 (3): 125-129.

[25] 杨红兵, 陈科力. 白花前胡的种植技术研究及应用 [J]. 现代中药研究与实践, 2013 (1): 12-14.

[26] 李健. 宁国市新造林地宁前胡套种技术 [J]. 现代农业科技, 2012 (24): 109-109.

[27] 彭文龙. 宁前胡无公害人工栽培技术 [J]. 农业资源与环境学报, 2004, 21 (4): 20-20.

[28] 王啟苗, 王俸青. 宁前胡仿野生栽培技术 [J]. 中国农技推广, 2014, 30 (1).

[29] 王啟苗. "宁前胡" 人工栽培优质高产关键技术 [J]. 农业科技通讯, 2015 (1): 137-139.

[30] 王维, 陈锡林. 浙产前胡栽培及野生药材的质量研究 [J]. 华西药学杂志, 2009, 24 (3): 316-318.

[31] 娄帅帅, 曹成茂, 丁冉, 等. 自走式前胡除草机的设计与试验 [J]. 农机化研究, 2017, 39 (9): 91-97.

[32] 方必友. 宁国市桑园间作中药材经营模式探析 [J]. 农业开发与装备, 2015 (10): 60+112.

[33] 田振华. 白花前胡主要病虫害及防治简报 [J]. 中药材, 2003, 26 (1): 5-6.

[34] 何建红, 余樟平, 丰玉成, 等. 山区旱地前胡∥春玉米药粮套种新栽培模式 [J]. 中国农技推广, 2007, 23 (7): 32-33.

[35] 张村, 林娜, 李丽, 等. 白花前胡化学成分及质量标准研究 [C] ∥中华中医药学会中药炮制分会学术会议. 2004.

[36] 任荣, 李正翔. 多指标综合评价不同产地前胡药材质量 [J]. 天津中医药, 2014, 31 (10): 627-630.

[37] 崔国静, 贺蕾, 刘芳. 前胡的炮制与应用 [J]. 首都医药, 2014 (9): 50-50.

[38] 杨红兵, 陈科力, 余捷婧, 等. 前胡药材的质量状况考察 [J]. 中国药房, 2012 (39): 3701-3702.

[39] 孟德玉, 毛子成, 何兴金, 等. 药用前胡研究进展 [J]. 中国野生植物资源, 2005, 24 (3): 10-14.

[40] 梁卫青, 浦锦宝, 程林, 等. 野生与人工栽培前胡药材中3种香豆素含量比较研究 [J]. 中药材, 2014, 37 (11): 1966-1968.

[41] 张村, 肖永庆, 谷口雅彦, 等. 白花前胡化学成分研究Ⅲ [J]. 中国中药杂志, 2005, 31 (9): 675-677.

［42］张村. 白花前胡化学成分及质量标准研究［D］. 中国中医研究院；中国中医科学院，2005.

［43］孔令义，陈明. 白花前胡挥发油成分的研究［J］. 沈阳药科大学学报，1994（3）：201-203.

［44］闫吉昌，张宏，刘洁宇，等. 前胡挥发油成分分析［J］. 人参研究，1995（3）：34-35.

［45］王铭. 前胡药理作用分析及临床应用［J］. 亚太传统医药，2016，12（18）：75-76.

［46］张亚中，徐国兵，班永生，等. 前胡中香豆素的提取工艺研究［J］. 时珍国医国药，2010，21（12）：3189-3190.

［47］潘九英，吴飞华，金芝贵. 白花前胡有效成分药理作用研究进展［J］. 上海中医药杂志，2006，40（5）：64-65.

［48］徐国兵，汪电雷，韩玲玲，等. LC-MS/MS测定大鼠血浆中的前胡甲素及其药代动力学研究［C］//中国药学大会暨中国药师周. 2009.

［49］解建，祝宝华. 前胡丙素对缺氧再灌注损伤心肌细胞的保护作用［J］. 实用临床医药杂志，2010，14（9）：11-14.

［50］丁维靖. 前胡在大鼠体内的代谢鉴定与药物动力学研究［D］. 河北医科大学，2015.

［51］喻世涛，褚家勇，王娜，等. 前胡挥发油的超临界CO_2流体萃取及其成分分析［J］. 食品与生物技术学报，2010，29（2）：255-257.

［52］张亚中，徐国兵，班永生，等. 前胡中香豆素的提取工艺研究［J］. 时珍国医国药，2010，21（12）：3189-3190.

［53］邱晓霞，张玲，岳婧怡，等. 宁前胡中3种香豆素含量影响因素的考察［J］. 中药材，2016，39（4）：713-716.

［54］程果，余俊，徐国兵，等. ICP-MS法研究宁前胡及其生长土壤中的无机元素［C］//中国药学大会暨中国药师周. 2013.

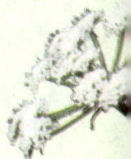

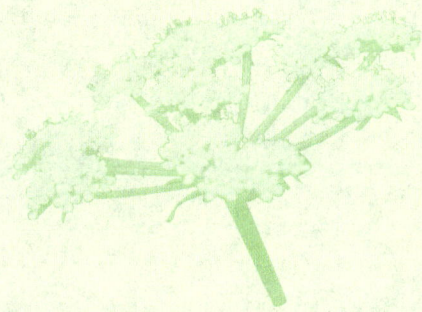